やさしい
救急
入門書

ねころんで
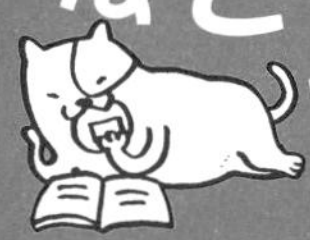
読める

救急患者の“痛み”のみかた

ナース・
救急救命士・
研修医のための
診療とケア

地方独立行政法人総合病院国保旭中央病院
救急救命科医長／臨床研修センター副センター長
坂本 壮

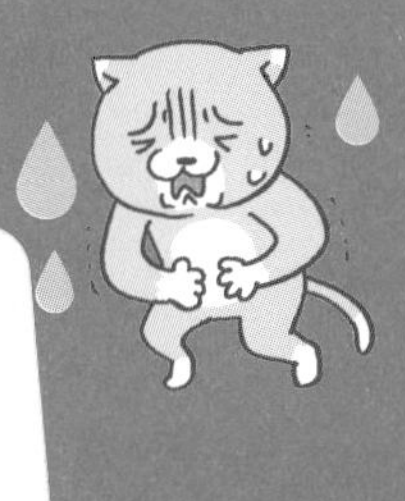

MC メディカ出版

はじめに

♪ 望むものすべて 持っていたころは 真実を知らずにいたと
　気づいた 今 ～ ♬

救急外来を受診する患者さんの診療には慣れてきたでしょうか？ 慣れることなんてあるの？！ そんな感じですよね。私も長らく救急外来を戦場として奮闘していますが、なかなか理想どおりの対応はできていません。いかにして患者さんの緊急度や重症度を見抜くかに関しては、前書『ねころんで読める救急患者のみかた』で説明したつもりですが、160ページで伝え切れたかというとまだまだ……Hi-Phy-Viの重要性はわかってもらえたと思いますけどね（え？ 読んでない？ そんな方はぜひそちらも一緒に手に取って……笑）。

救急外来へは痛みを訴え来院する患者さんが大勢います。頭痛、胸痛、腹痛などなど、出会わない日はありません。Hi-Phy-Viに注目するのはもちろんなのですが、そこに鑑別すべき具体的な疾患を想起することができれば、緊急度・重症度の判断はグッとしやすくなります。診るべきポイントが整理されますからね。この1冊の内容を理解し、痛みで苦しむ患者さんを救ってください。

冒頭の唄は、2017年公開の映画「美女と野獣」の『ひそかな夢』の一節（歌：山崎育三郎）。思いやりを知らない傲慢な心の持ち主であった王子は、人を見かけのみで判断してしまい魔女に野獣の姿に変えられてしまいます。共に学び、野獣の姿に変えられないように注意していきましょうね。

2023年6月

地方独立行政法人総合病院国保旭中央病院 救急救命科 医長／
臨床研修センター副センター長
坂本　壮

ねころんで読める

救急患者の“痛み”のみかた

Contents

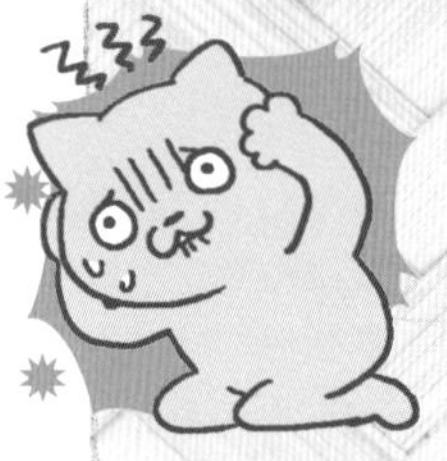

第1章 頭痛編

第2章 胸痛編

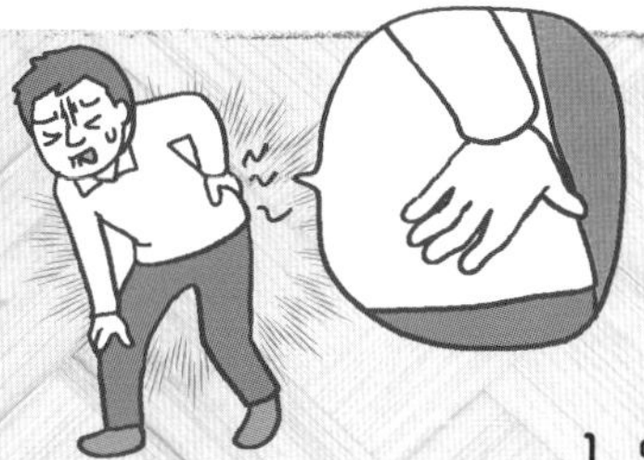

第3章 腹痛編

第4章 腰痛編

第5章 四肢痛編

第6章 咽頭痛編

コラム

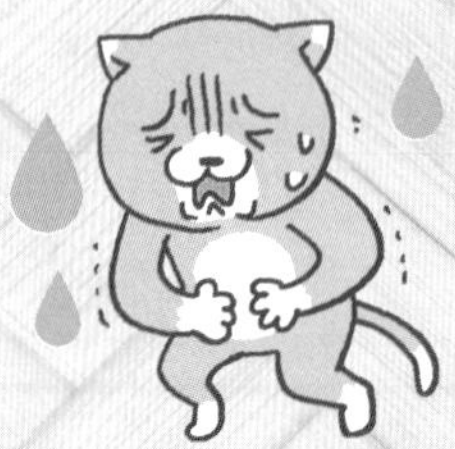

初期研修医　新人看護師　指導医

本シリーズ第1弾書籍『ねころんで読める救急患者のみかた』とあわせて読みたい内容ももりだくさん！
「→p.該当ページ」でリンク先を示しているので、ぜひそちらも見てみてください。

第1章
頭痛編

1. 歩いて来院したから軽症?!

（75 歳、女性）

先生、頭痛の患者さんです。

痛みは強いの？ バイタルは大丈夫そうかな？

痛みは VAS※スケールで 2/10 程度でバイタルも大丈夫そうです。

OK。歩いて来たんだもんね。じゃあ緊急性はなさそうだね。

発症様式は確認したの？

スーパーで買い物中だったみたいですが……。

何をしているときに痛みが出たのか、再現ドラマが目の前に浮かぶようにきちんと聞くのだ！

はい！！！（今回もまた厳しい指導が……）

※ VAS ; visual analogue scale

危険な頭痛とは

みなさんは、危険な頭痛をどのように判断しているでしょうか。バットで殴られたような激しい頭痛であれば、誰もがマズいと思うかもしれませんが、そのような頭痛ばかりではありません。細かな指標は後述するとして、ここでは簡潔に危険な頭痛の３つのポイントを覚えておきましょう（表 1）。

表1　危険な頭痛の３つのポイント

①最悪	人生最悪の頭痛
②増悪	だんだん増悪
③突発	突然発症

※この３つがすべて陰性であれば危険な頭痛は１例もなし！

（文献１より）

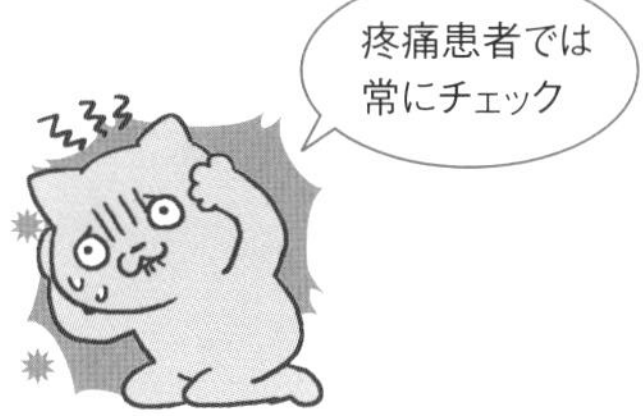

①最悪：人生最悪の頭痛

これはイメージしやすいですよね。とにかく痛い頭痛には要注意ということです。学生の頃に必ず習う「バットで殴られたような頭痛」ってやつです。私はバットで殴られたことがないのでわかりませんが（普通ない）、「こんな痛み初めて」「とてもじゃないけど、仕事など今やっていることを中断せざるをえない」、そんな感じの頭痛の場合には要注意です。

②増悪：だんだん強くなる頭痛

これもわかりやすいですよね。痛みが発症時からどんどん強くなっている場合には、要注意ということです。自宅や仕事場で頭痛を自覚し様子をみていたものの、時間とともに痛みが強くなっている場合には、軽快している場合と比較してマズいというわけです。

③突発：突然発症の頭痛

救急医の私としては、この突然発症の頭痛に最も重きを置いています。危険な頭痛の代表はクモ膜下出血ですが、その大半は動脈瘤の破裂によって引き起こされ※、突然発症の頭痛では原因として必ず考える必要があります。

※外傷によるクモ膜下出血（外傷性クモ膜下出血）を除く。

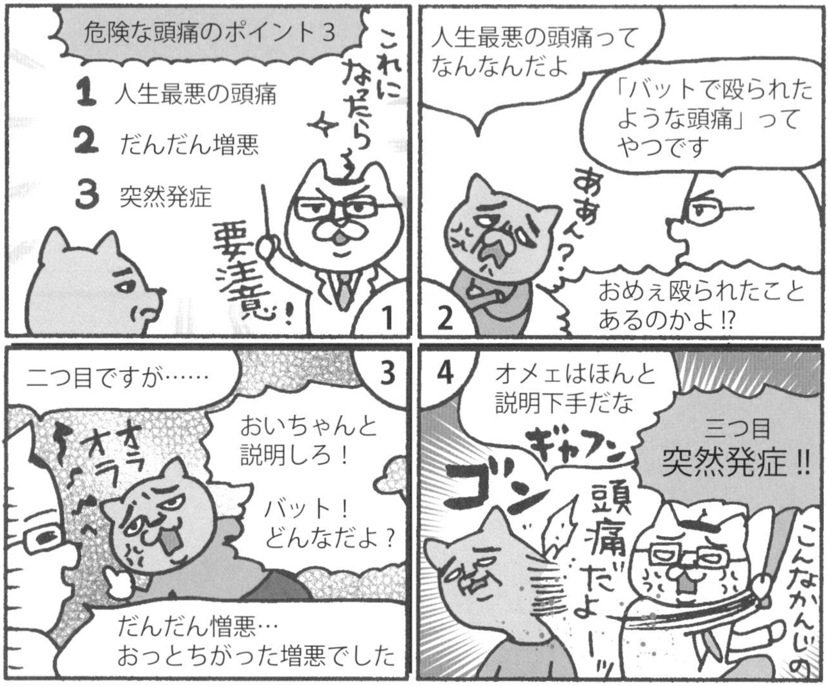
危険な頭痛のポイント3
1 人生最悪の頭痛
2 だんだん増悪
3 突然発症
これになったら
要注意！
1
2
人生最悪の頭痛ってなんなんだよ
「バットで殴られたような頭痛」ってやつです
あぁん？
おめぇ殴られたことあるのかよ⁉
3
二つ目ですが……
オラオラ
おいちゃんと説明しろ！
バット！どんなだよ？
だんだん憎悪…おっとちがった増悪でした
4
オメェはほんと説明下手だな
三つ目
突然発症‼
ギャフン
ゴン
頭痛だよーッ
こんなかんじの

Ottawa SAH rule（表 2）とは

クモ膜下出血は頭部 CT を撮影しなければ否定できないのでしょうか。それでは頭部 CT をすぐに撮影できない施設では、頭痛患者の対応ができなくなり困ってしまいます。

みなさんは、“clinical decision rule（CDR）”、“clinical prediction rule（CPR）” という言葉を聞いたことがあるでしょうか？ 多くの救急患者を診ていると、だんだんと、「目の前の患者さんは○○らしい、重症度はこの程度だろう」と見積もることができるようになりますが、その精度を高めるためには、根拠となる指標をもってその都度評価する癖をもつと、適切な評価がしやすくなります。経験が少ないうちは「○○っぽい」「軽症っぽい」と判断するのは危険ですから、らしさ・らしくなさ、重症度を評

表2　Ottawa SAH rule

6項目＋発症6時間以内ならかなり有用な指標

感度100%

①頸部痛や後頸部痛
② 40歳以上
③目撃のある意識消失
④活動中の発症
⑤雷鳴頭痛
⑥頸部の屈曲制限

対象
・16歳以上
・意識清明
・突然発症の頭痛
・1時間以内に痛みが最強

（文献2より）

価する指標があるといいですよね。それがCDRとCPRです。

クモ膜下出血において有用なルールがOttawa SAH ruleです。これはクモ膜下出血が疑われる突然発症で、1時間以内に痛みが最強となる頭痛患者において、表2の6項目がどれも陰性であればクモ膜下出血は否定的であるというものです。

40歳以上では病歴や身体所見のみでは否定できないこと、意識消失患者も要注意なこと、頭だけでなく首の所見もきちんと評価することなどが重要であるとわかると思います。なんとなくではなく、根拠をもって否定することができるようになりましょう。

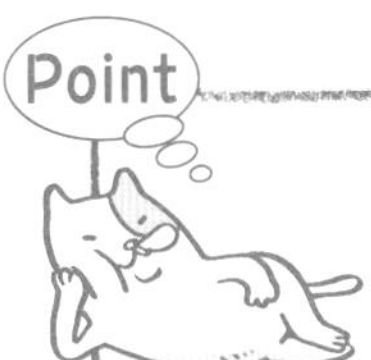

痛み（いた）より
発症様式（はっしょうようしき）
重視（じゅうし）せよ

引用・参考文献

1）Basugi, A. et al. Usefulness of Three Simple Questions to Detect Red Flag Headaches in Outpatient Settings. 日本頭痛学会誌. 33（1), 2006, 30-3.

2）Perry, JJ. et al. Prospective Implementation of the Ottawa Subarachnoid Hemorrhage Rule and 6-Hour Computed Tomography Rule. Stroke. 51（2), 2020, 424-30. PMID : 31805846.

2. 頭部CT陰性だからクモ膜下出血は否定的?!

(68歳、女性)

先生、さっきの頭痛の患者さんCTどうですか?

あ、大丈夫そうですね。結構痛がっていたので心配したけど問題ないでしょう。

よかったあ。じゃあ待合室で待っていてもらえばOKですね?

そうだね。

本当にCT問題ない?

え!!! もしかして問題が……。

そもそも患者さんが痛くてつらそうにしているのに何が大丈夫なんだ!!!

すいません!!!

クモ膜下出血を見逃してしまう3つの理由

「クモ膜下出血は頭部CTを撮影すれば診断は簡単でしょ?!」なんて思ってはいけません。人生最大の頭痛で患者さんが来院し、撮影したのが典型的なクモ膜下出血のCT画像(図1)であれば誰もが見逃しませんが、実臨床はそんなに甘くはありません。「なぜ見逃してしまうのか」を理解

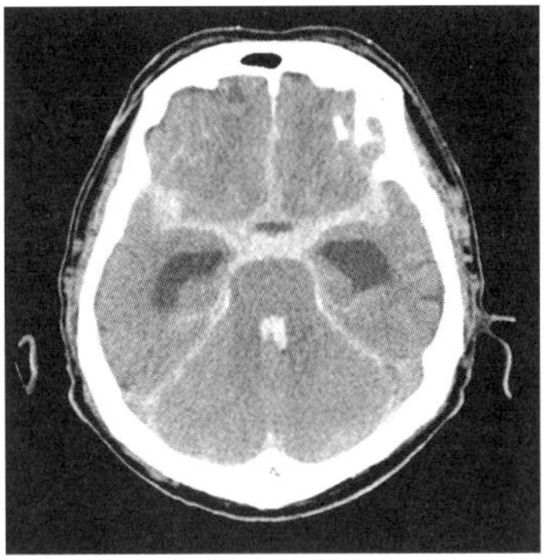

図１　典型的なクモ膜下出血の
CT 画像

し、初診時に確実に拾い上げられるようになりましょう。

①安易に除外してしまう

激しい頭痛を訴えていれば誰もがクモ膜下出血を疑いますが、独歩で来院し、診察時に痛みがそれほど強くないがゆえに「大丈夫そう」と安易に判断してしまってはいないでしょうか。クモ膜下出血を見逃さないためには痛みの強さも大切なのですが、それ以上に突然発症の病歴をきちんと見抜き、痛みがピークに達するまでに 10 分以内であった場合には、積極的に考え対応したほうがよいでしょう。

クモ膜下出血を病歴や身体所見で除外できるかという点に関しては、Ottawa SAH rule が参考になりましたね（「1. 歩いて来院したから軽症？！」p.10 参照）。

②頭部 CT 画像の読影エラー

せっかく頭部 CT を撮影してもきちんと読影できなければ見落としてしまいますよね。現在普及している CT では、発症から 6 時間以内であればクモ膜下出血をほぼ拾い上げられると言われていますが、当然読影力も必要です。

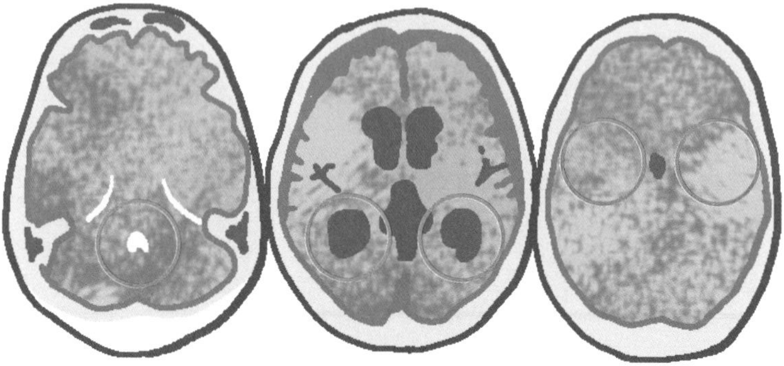

図２　見逃しやすい頭部 CT 画像：正常？ 異常？

見逃しやすい画像はある程度決まっています。鞍状槽（脳底槽）、Sylvius（シルビウス）裂、前大脳縦裂、側脳室下角の対称性拡大（niko-niko sign）に注目しましょう（図 2）。左右差を意識しながら読影するのがポイントです。

③頭部 CT 陰性を理由に除外してしまう

頭部 CT が陰性であればクモ膜下出血を否定できるかというとそんなことはありません。CT は出血してすぐであればわかりやすいですが、時間がたてばたつほど感度は落ちます。また貧血があるとはっきり写りづらくなります。そして、警告出血（sentinel bleeding）といって、クモ膜下出血発症の数週間前に起こる出血では出血量がわずかで画像で捕まえることは困難なのです。CT はもちろん重要かつ効果的な検査ではありますが、すべての患者さんにおいて感度が高い検査とは限らないことは知っておく必要があります。

ポイントは、検査前確率の高い症例（強くクモ膜下出血を疑っている症例）では、CT 陰性であっても否定せず、しかるべき検査を行う必要があります。CT アンギオや MRI および MRA 検査、腰椎穿刺など施設ごとに次のステップを確認しておきましょう。

患者さんが突然発症の痛みやかなりつらそうな痛みで来院したら、たとえ画像で否定的であったとしても軽視することなく対応しましょうね。読影に自信がなければ指導医や放射線科医などへ相談することを徹底しましょう。

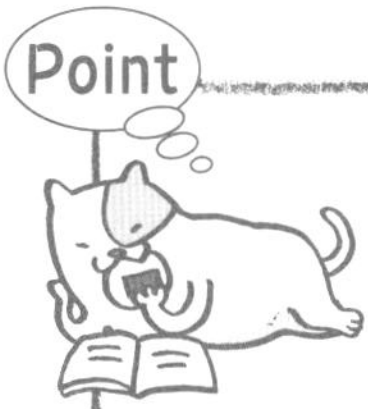

検査より患者の症状重視せよ

3. 雷鳴頭痛なのにクモ膜下出血じゃないの?!

(68 歳、女性)

先生、さっきの頭痛の患者さん、雷鳴頭痛ってやつでしたよね？

急に痛くなったって言ってたね。

でも CT 問題なかったんですよね？

そうね。まぁ雷鳴頭痛って 1 分以内に痛みがピークに達するもので、今回は数分以上はかかってピークに達してたから大丈夫なんじゃないかな。

その数分に差が。さすがです。

感心している場合じゃなぁい！ そもそも患者さんが痛くてつらそうにしているのに何が大丈夫なんだ！！！

ぁ、どこかで聞いたセリフ……。またやってしまった……。

雷鳴頭痛 (thunderclap headache ; TCH) とは

雷鳴頭痛は、突然発症で、1 分以内で痛みの強さがピークに達する頭痛の総称です[1)]。突然発症の頭痛は危険なサインでしたね（「1. 歩いて来院したから軽症？！」p.8 参照)。そのため、患者さんの訴える頭痛が雷鳴頭痛の場合には、その時点で注意が必要です。

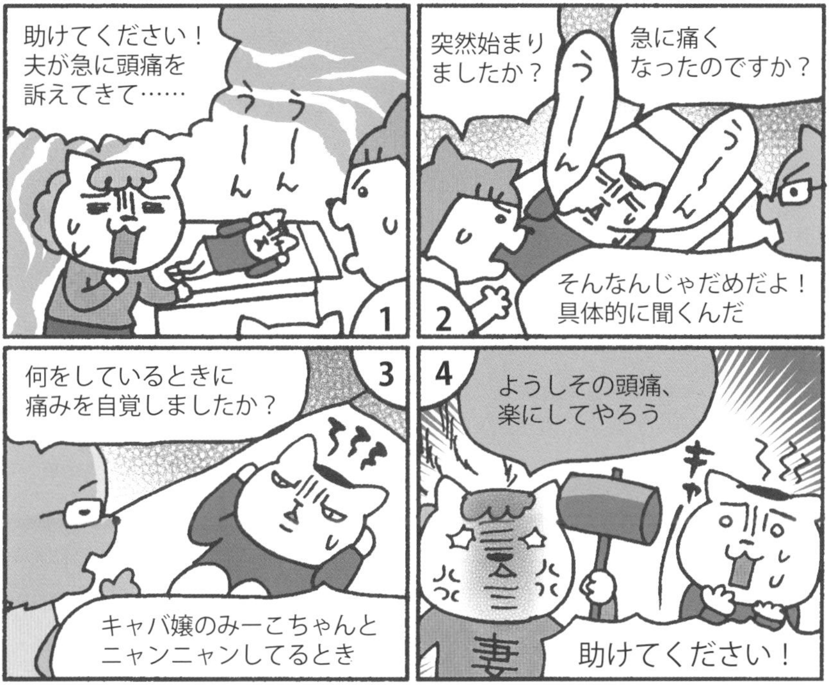
助けてください！
夫が急に頭痛を
訴えてきて……
うーん
うーん
1
突然始まり
ましたか？
急に痛く
なったのですか？
うーん
うーん
そんなんじゃだめだよ！
具体的に聞くんだ
2
3
何をしているときに
痛みを自覚しましたか？
キャバ嬢のみーこちゃんと
ニャンニャンしてるとき
4
ようしその頭痛、
楽にしてやろう
キャ
妻
助けてください！

1分以内とありますが、3分だったら問題ないのかというとそんなことはありません。実際の現場では、数分〜10分以内にピークに達するような頭痛であったのか、それとも30分以上かけて徐々に痛くなってきたのか、この辺りを意識して確認するのがポイントです。

「突然始まりましたか？」や「急に痛くなったのですか？」では正確な評価は困難であり、痛みが継続している患者さんではなおさら、「うんうん」とあまり考えずにうなずいてしまうことでしょう。「何をしているときに痛みを自覚したのか」を意識して確認し、目の前で発症時の情景が思い描かれる状態であれば突然発症といえるでしょう。「サッカーのワールドカップで日本がドイツから点を取ったときに」と言われたら、もうそれは突然発症ですよね。そして痛みの程度に関しては、10段階などで点数をつけるのもよいですが、その痛みによってどうなってしまったのかを確

表　雷鳴頭痛の原因

①クモ膜下出血	⑧可逆性脳血管攣縮症候群（RCVS）
②高血圧性頭蓋内出血	⑨急性の高血圧
③下垂体卒中	⑩一次性雷鳴頭痛
④脳静脈血栓症	⑪性行為に伴う頭痛
⑤頸動脈または椎骨動脈解離	⑫労作性頭痛
⑥特発性低頭蓋内圧性頭痛	⑬片頭痛
⑦脳血管炎	⑭その他

（文献2より）

認するとよりよいでしょう。例えば、「痛みはあったものの日常生活にはそれほど支障がなかった」のであればたいした痛みではありませんが、「痛みのせいで動けなかった」となるとなんだかマズそう、「痛みで気を失ってしまった」となるとかなりヤバい、そんな感じです。

雷鳴頭痛の原因：クモ膜下出血だけじゃない！

雷鳴頭痛の原因の代表はなんといってもクモ膜下出血ですが、実はそれ以外にもたくさんの原因が存在します。代表的な疾患は表のとおりです[2)]。クモ膜下出血は雷鳴頭痛を主訴に来院した患者さんの11～25%にすぎず、原因は多岐にわたることをまずは覚えておきましょう[3)]。

患者さんが雷鳴頭痛を認める場合には、クモ膜下出血をまずは考え頭部CT画像を読影しますが、それ以外に頸動脈または椎骨動脈の解離、脳静脈血栓症、そして可逆性脳血管攣縮症候群（reversible cerebral vasoconstriction syndrome；RCVS）なども必ず鑑別に挙げ精査を進める必要があるのです。

可逆性脳血管攣縮症候群（RCVS）とは

RCVSの概念は、①1分以内にピークに達する雷鳴頭痛、または重篤な再発性頭痛で発症する、②画像上、少なくとも2つの異なる脳動脈（多巣性）に分節性の脳血管攣縮（血管の収縮と拡張を交互に繰り返す数珠状病変）を認める、③攣縮が発症後3カ月以内に改善し（可逆性）、約3割に何らかの脳卒中を合併する、とされます[1]。2007年にCalabreseらによって初めて提唱された比較的新しい概念であり、いまだに病態は解明されていない点も多いのが現状です[4]。イメージとしては狭心症のようなもので、攣縮している際には痛みを伴うもののそれが解除すると痛みが軽快、しかし完全に詰まってしまったり破裂してしまうと脳梗塞や脳出血を引き起こす、そんな感じです。

RCVSは正確な診断がなされていないことも多く（この病気を知らない人も少なくありません)、有病率は不明ですが、決してまれではありません。好発年齢は20～50歳で女性に多く、片頭痛患者に多いというのが特徴です[1]。原因となる誘発因子としては複数報告されており、妊娠・分娩、大麻、コカインなどの違法薬物、アルコールの暴飲、選択的セロトニン再取り込み阻害薬（selective serotonin reuptake inhibitor；SSRI）やノルアドレナリン作動性・特異的セロトニン作動性抗うつ薬（noradrenergic and specific serotonergic antidepressant；NaSSA)、鼻粘膜血管収縮薬、ステロイド、トリプタンやエルゴタミンなどの片頭痛治療薬などが挙げられます。

来院時のCTやMRI & MRAの画像では異常所見を見出せないことも多く、患者背景、病歴、症状から疑うことが重要です。

雷鳴頭痛で来院したけれども画像上クモ膜下出血など特記異常所見を指摘できないと、「片頭痛のせいだろう」「うつ病など精神的なものだろう」と考えRCVSは見過ごされてしまうのです。患者さんの頭痛が雷鳴頭痛であった、痛みの程度がかなり強いなど、危険なサインがあるときにはぜひ積極的に考えてほしい疾患です。

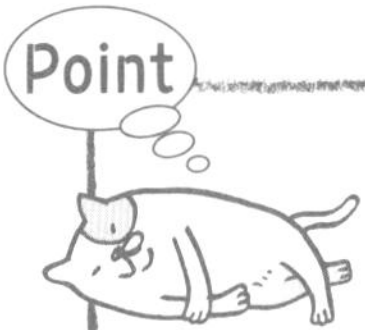

雷鳴頭痛
RCVS
忘れずに

引用・参考文献

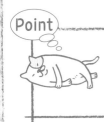

1）日本神経学会・日本頭痛学会・日本神経治療学会監修．頭痛の診療ガイドライン 2021．東京，医学書院，2021，512p.
2）Levin, M. Approach to the Workup and Management of Headache in the Emergency Department and Inpatient Settings. Semin Neurol. 35（6）, 2015, 667-74. PMID : 26595867.
3）Schwedt, TJ. et al. Thunderclap headache. Lancet Neurol. 5（7）, 2006, 621-31. PMID : 16781992.
4）Calabrese, LH. et al. Narrative review : reversible cerebral vasoconstriction syndromes. Ann Intern Med. 146（1）, 2007, 34-44. PMID : 17200220.

4. 頭の片側が痛いから片頭痛？

（48歳、女性）

先生、片頭痛っぽい患者さんお願いします。

ん？ なんで片頭痛なの？

頭の右側半分が痛いっていう訴えですから。

なるほど。いつも右側が痛くなるのかな？ 拍動性？

そんな感じです。

ならぽいね。

ぽくなぁい！『ねころんで読める救急患者のみかた』を復習せよ！

え？ ぽくないの。そ、そしてここで宣伝！！！

片頭痛らしいか否か

みなさん片頭痛っぽい頭痛というのはどのような頭痛でしょうか。片頭痛というぐらいですから片側性の頭痛は1つらしさはあるのですが、それ以上に大事な所見がありましたよね？ ん？ 忘れた？ そんな方は前書『ねころんで読める救急患者のみかた』を今すぐに読み返して……。→ p.117～118

POUND（表1）の5項目が有名です[1]。このなかでもとくに意識して診るべき点は嘔気・嘔吐を認めるか、日常生活に支障をきたすか、これが

表１　POUND

①拍動性	Pulsating
②持続時間が 4〜72 時間	hOur duration
③片側性	Unilateral
④嘔気・嘔吐	Nausea and vomiting
⑤日常的な生活の障害	Disabling

（文献１より）

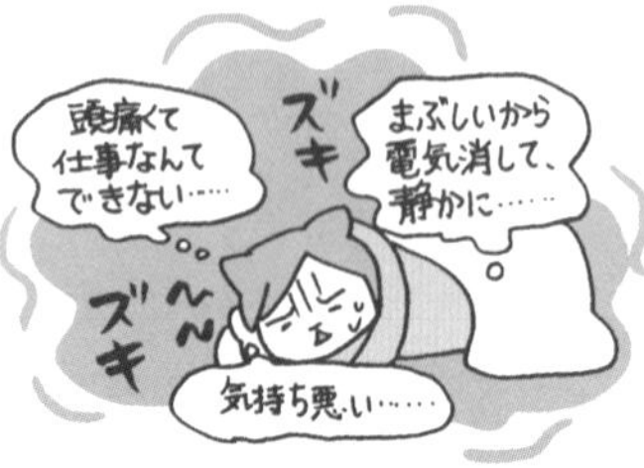
頭痛くて
仕事なんて
できない……
ズキ
まぶしいから
電気消して、
静かに……
ズキ
気持ち悪い……

大切で、イメージとしてはイラストのような感じです。痛みがつらくて仕事や家事ができず、嘔気もあって横になって休んでいる、そんな感じですね。

注意点としては、この５項目を満たす数が多ければ多いほど片頭痛らしさは増しますが、前提として同様の頭痛を繰り返していることが条件となります。そのため、救急外来を受診した頭痛を訴える患者さんが、「初めての頭痛」「以前から頭痛はあるものの今回は普段と異なる頭痛」と訴えている場合には、たとえ POUND の複数の項目を満たしても片頭痛と安易に判断してはいけないのです。クモ膜下出血だって満たしそうですよね？！

Side-locked headache とは：右、左と固定されていたら片頭痛らしくない？

常に同側の痛みを認める、または頭痛の 90% 以上が同側に偏るものを side-locked headache と呼びます[2)]。

片側性の頭痛は片頭痛らしくはありますが、いつも右、いつも左が痛いというのは片頭痛らしいのでしょうか。

群発頭痛は 69〜92% と高い確率でいつも同じ側が痛くなりますが、片頭痛では 17〜31%、緊張型頭痛では 4〜36% と左右は固定されないのが一般的です[3)]。また、左右が固定されている頭痛では脳腫瘍や帯状疱疹などの神経痛を考える必要があります。いっつも右（左）が痛いというのはむ

片頭痛？と思ったら必ず確認

表２　片頭痛らしくない頭痛

①初発 or 最悪の頭痛
②パターンや頻度、重症度の変化のある頭痛
③新しい or 原因不明の神経症状や徴候がある頭痛
④いつも同じ側の頭痛
⑤治療に反応しない頭痛
⑥ 50 歳以降の新たな頭痛
⑦癌または HIV 感染患者の新たな頭痛
⑧発熱、項部硬直、乳頭浮腫、認知障害、人格変化などの症状を伴う頭痛

（文献４、５を参考に作成）

しろ片頭痛らしくないと覚えておきましょう。

「いつも同じ側の頭痛」以外に、片頭痛らしくない頭痛は表２のとおりです[4, 5]。ご注意を。

Point

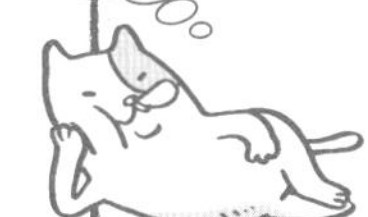

片頭痛（へんずつう）
今回左（こんかいひだり）
次回右（じかいみぎ）

引用・参考文献

1) Detsky, ME. et al. Does this patient with headache have a migraine or need neuroimaging? JAMA. 296（10）, 2006, 1274-83. PMID : 16968852.
2) Leone, M. et al. Epidemiology of fixed unilateral headaches. Cephalalgia. 28 Suppl 1, 2008, 8-11. PMID : 18494985.
3) Prakash, S. et al. Side-locked headaches : an algorithm-based approach. J Headache Pain. 17（1）, 2016, 95. PMID : 27770404.
4) Kumar, KL. et al. Headaches. Med Clin North Am. 79（2）, 1995, 261-86. PMID : 7877390.
5) Evans, RW. Diagnostic testing for migraine and other primary headaches. Neurol Clin. 27（2）, 2009, 393-415. PMID : 19289222.

Column

鎮痛薬を使用するタイミング

みなさんが頭痛を認めたら、いつ鎮痛薬を服用しますか？ 痛みが出そうなときでしょうか。それとも痛みが出始めたらすぐでしょうか。または、痛みが我慢できなくなったらでしょうか。

初発の頭痛が、今までに経験したことのない頭痛の場合には判断が難しいかもしれませんが、片頭痛など繰り返す頭痛の場合には、患者さんも「またあの痛みか……」と自身の頭痛の原因を、おおよそ当たりをつけて対応するものです。そのため、鎮痛薬を適切なタイミングで服用し、痛みをコントロールすることができれば受診を回避することもできます。それでは、いつ服用するのが最も痛みをコントロールしやすいのでしょうか。

片頭痛の急性期の対応として軽症～中等症は非ステロイド性消炎鎮痛薬（non-steroidal anti-inflammatory drugs；NSAIDs）、中等症以上はトリプタンで治療することが推奨されていますが、どちらの薬剤も服用のタイミングが１つのポイントとなります。服用のタイミングは、“実際に痛みが出始めたとき”であり、「痛くなりそうな気がする」と予防的に服用したり、「まだ我慢できる」と痛みをこらえてから服用するのでは十分な効果を発揮できないのです[1)]。イメージすればわかりやすいですよね。痛くなるかどうか定かではない段階では効果は判断できず、ある程度の痛みへ達してしまってから服用したのでは、改善するまでに時間がかかりそうです。時間を横軸、痛みの程度を縦軸ととれば、なるべく低い山で痛みをコントロールしたいわけですから、実際に痛みを自覚したら可能な限り早期に服用するのが最も効果的というわけです。

引用・参考文献

1） Charles, A. Migraine. N Engl J Med. 377 (6), 2017, 553-61. doi : 10. 1056/NEJMcp1605502. PMID : 28792865.

5. 片頭痛と緊張型頭痛の違いは？

（42歳、女性）

先生、緊張型頭痛っぽい患者さんお願いします。

ん？ 本当に？

肩こりもあるって言ってましたから。

そっか。ならぽいね。僕も肩こりがひどくて……。

大丈夫ですかぁ？

大丈夫じゃなぁい！！！

え？ 先生も緊張型頭痛？！ 違うか……。

緊張型頭痛とは

一般的に両側性で性状は圧迫感または締めつけ感があり、強さは軽度から中等度で、数十分～数日間持続する頭痛、それが緊張型頭痛です。頭痛の頻度によって稀発反復性緊張型頭痛（1カ月に1回未満）、頻発反復性緊張型頭痛（1カ月に1～14日）に分類され、後者から進展し3カ月を超えて平均して1カ月に15日以上みられる場合は慢性緊張型頭痛と発症頻度で3つに分類されます[1)]。頭痛は30分～7日間持続し、①両側性、②性状は圧迫感または締めつけ感（非拍動性）、③強さは軽度～中等度、④歩行や階段の昇降のような日常的な動作により増悪しない、のうち少なくと

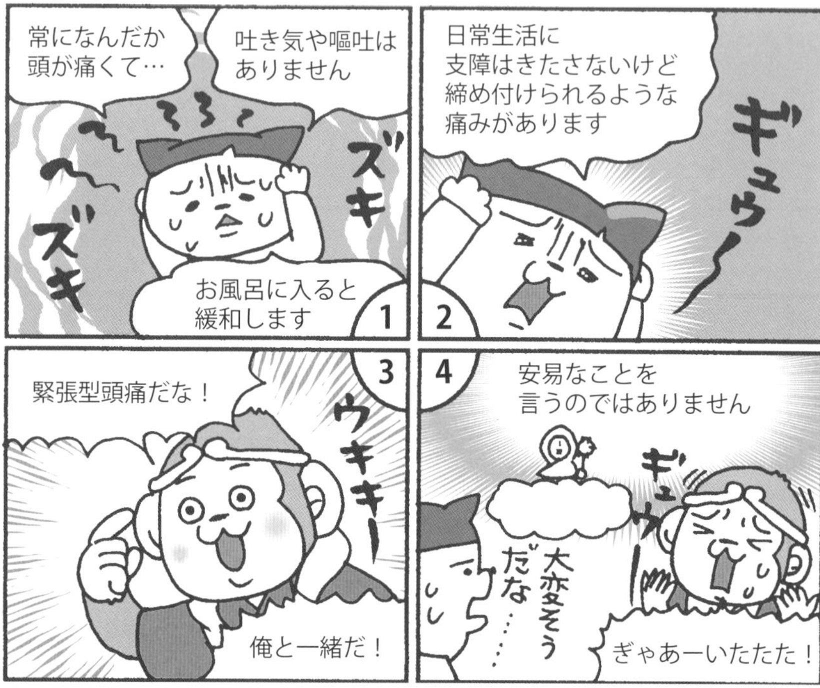
常になんだか
頭が痛くて…
吐き気や嘔吐は
ありません
ズキ
ズキ
お風呂に入ると
緩和します
日常生活に
支障はきたさないけど
締め付けられるような
痛みがあります
ギュウ〜
緊張型頭痛だな！
ウキキー
俺と一緒だ！
安易なことを
言うのではありません
ギュウ
大変そうだな……
ぎゃあーいたたた！

も2項目を満たすものと定義されます。このように記載するとなんだか小難しく聞こえますが、要は締めつけられるような頭痛がするものの痛みの程度はそれほど強くない、それがゆえに普段の生活に支障はきたさないけど……ってな感じの頭痛です。

緊張型頭痛は一次性頭痛のなかで最も頻度が高く、年間有病率は22%程度です[2、3]。みなさんも一度は罹患したことがあるのではないでしょうか。

片頭痛 vs 緊張型頭痛：両者の違いを意識して対応しよう！

緊張型頭痛は頻度が高いものの、片頭痛のほうが病院を受診する割合は高いのが現状です。なぜでしょうか？

表　片頭痛 vs 緊張型頭痛

	片頭痛	緊張型頭痛
発作の回数	最低５回	最低 10 回
期間	4～72 時間（未治療、治療失敗）	30 分～7 日
痛みの特徴	片側性、拍動性 中等度以上の痛み 日常生活に支障あり	両側性、非拍動性 軽度から中等度の痛み 日常生活に支障なし
随伴症状	嘔気・嘔吐 羞明、音恐怖	嘔気・嘔吐なし 羞明や音恐怖もない

（文献４より）

答えはいたってシンプルです。片頭痛のほうが日常生活に支障をきたし、患者さんが困るからです。片頭痛と緊張型頭痛の違いは表[4)]のとおりであり、痛みの特徴、随伴症状を中心に両者の違いを理解しておくとよいでしょう。日常生活に支障をきたす頭痛が片頭痛で、緊張型頭痛は頭は痛いものの、仕事や家事などの日常生活にそれほど影響しません。また、嘔気・嘔吐を伴うのが片頭痛、伴わないのが緊張型頭痛です。

もう一点鑑別に役立つこととしては、入浴による症状の変化です。緊張型頭痛は入浴で痛みが緩和されるのに対して、片頭痛は増悪します。

また、緊張型頭痛も片頭痛も頻度が高い疾患ですから、両者が合併することもあります。

ちなみに“肩こり”というキーワードが耳に入るとどうしても緊張型頭痛を連想しがちですが、片頭痛でも認められる症状であり両者の鑑別には役立ちませんのでお間違いなく。

緊張型頭痛はそもそも救急外来に来ない？

頭痛を主訴に来院した患者さんに対して、緊張型頭痛だろうと判断した際には注意が必要です。前述したとおり、緊張型頭痛では通常日常生活に支障をきたしません。そのため、救急外来へわざわざ受診する頻度は低いのです。もちろんゼロとは言いませんが、それなりの頭痛を訴えて来院した場合には、たとえ両側性の頭痛や非拍動性の頭痛であっても、緊張型頭痛よりは片頭痛の可能性が高くなります。POUND（p.22 参照）の 5 項目のうち、拍動性や片側性というのは他項に比べるとそれほど重要ではないのです。痛みの程度、嘔気・嘔吐の有無などを中心に判断するようにしましょう。また、片頭痛も緊張型頭痛も繰り返すことが条件ですから、初発の頭痛や普段と異なる頭痛の場合には二次性頭痛などを必ず考慮する必要があります。

実際に、救急外来で緊張型頭痛と判断された症例を振り返ると、「二次性の頭痛や片頭痛が見逃されていたよ」という報告もあります[5)]。みなさんご注意を！

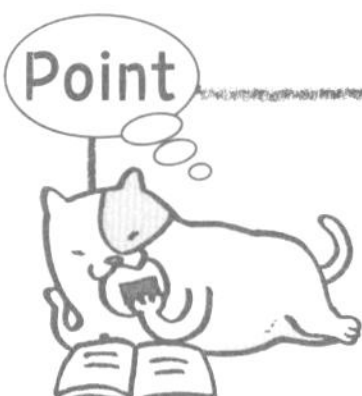

緊張型？

本当に本当？

本当に？

引用・参考文献

1） 日本神経学会・日本頭痛学会・日本神経治療学会監修．頭痛の診療ガイドライン 2021．東京，医学書院，2021，512p.

2） Sakai, F. et al. Prevalence of migraine in Japan : a nationwide survey. Cephalalgia. 17（1），1997，15-22. PMID : 9051330.

3） Takeshima, T. et al. Population-based door-to-door survey of migraine in Japan : the Daisen study. Headache. 44（1），2004, 8-19. PMID : 14979878.

4） Headache Classification Committee of the International Headache Society（IHS）. The International Classification of Headache Disorders. 3rd edition. Cephalalgia. 38（1），2018, 1–211.

5） García-Azorín, D. et al. Tension-type headache in the Emergency Department Diagnosis and misdiagnosis : The TEDDi study. Sci Rep. 10（1），2020, 2446. PMID : 32051440, PMCID : PMC7016102.

Column

COVID-19と片頭痛

2020年以降、新型コロナウイルス感染症（COVID-19）に悩まされ続けていますが、その影響は片頭痛患者にも出ています。

片頭痛患者1,018名を対象とした研究では、コロナ禍において頭痛頻度の増加を認めた方が59.6%、頭痛強度の増加を認めた方が64.1%、反復性から慢性片頭痛へ移行した方が10.3%と報告されています[1)]。

また、新型コロナウイルスに対するワクチン接種では、接種後、健常者では37.9%に頭痛を認めるのに対して、片頭痛患者では69.2%に認めると報告されています（痛みの性状は緊張型頭痛様）[2)]。

コロナ禍において片頭痛患者は以前と比較すると苦しんでいるかもしれません。また、診断がついていない方も痛みの頻度が増しているかもしれません。適切な診断と治療をより一層心がけたいですね。

引用・参考文献

1) Al-Hashel, JY. et al. Impact of coronavirus disease 2019 (COVID-19) pandemic on patients with migraine : a web-based survey study. J Headache Pain. 21 (1), 2020, 115. PMID : 32972360.
2) Sekiguchi, K. et al. Incidence of headache after COVID-19 vaccination in patients with history of headache : A cross-sectional study. Cephalalgia. 42 (3), 2022, 266-72.

6. エナジードリンク、おいしいからOK？

先生、お疲れですね。これ飲みます？

お！ ありがとう。欲しかったんだよね。

先生は、モンスター（MONSTER®）派、それともレッドブル（Red Bull®）派？

僕はモンスター派だね。ピンクのやつが好きなんだよね。

私も好きなんですけど飲むとドキドキしたり、なんだか頭痛くなったりしちゃって……。毎回ではないんですけどね。

そうなの？！ 僕は飲まないと頭が痛くなるよ。

2人とも飲み方に気を付けないとなぁ……。

え？ またしても……。

カフェインを摂りすぎるとどうなる？

みなさん、コーヒーは好きですか？ 私は好きで毎日飲んでいます。しかし、お酒と同様飲み方には注意が必要です。カフェインを摂りすぎると、眠れないばかりか、さまざまな症状を認めることがあります。また、カフェインを常用していると離脱症状を認めることもあります（後述）。

1日のカフェイン推奨量は？

カフェイン摂取量として1日あたり300～400mgを超えないことが推奨

され、日本の疫学調査によると、30～69歳の日本人の1日のカフェイン摂取量の平均は、男性が256.2mg、女性が268.3mgです[1)]。みなさんは1日にどの程度のカフェインを摂取しているでしょうか？

飲料水のカフェイン含有量は？

カフェインが含有されている飲料水はコーヒーだけではありません。みなさんがよく口にする飲料水のカフェイン含有量（100mLあたり）をざっくりと頭に入れておきましょう。商品による多少の差はありますが、コーヒーは60mg、紅茶は30mg、煎茶・烏龍茶は20mg程度です。

缶コーヒーは、ショット缶（170～190mL）でカフェインが100～150mg程度含まれ、推奨量を考えると、1日に3、4本以上飲むことはお勧めできません。

「コーヒーは苦手だが、エナジードリンクは好き」という方もいるでしょう。エナジードリンクは年々売り上げが増加しており、みなさんがよくご存じのRed Bull®は1本あたり80mg（250mL）、MONSTER®は142mg（355mL）のカフェインを含有しています。エナジードリンクもまた、1日何本も飲むものではありません。

カフェインを過剰に摂取すると……

カフェイン中毒の診断基準は表1のとおりです[2)]。カフェインを過剰に摂取すると、中枢神経刺激作用、心筋刺激作用から表2のような症状が認められます。症状からカフェイン中毒を想起できるようになること、そして、摂取量によっては致死的となりうることを理解しておきましょう。

カフェイン中毒の現状

わが国のカフェイン中毒（1,000mg以上摂取の症例）は、平均25歳（男女差なし）、平均7.2g摂取、致死量は6g以上と報告されています[3)]。

それでは、このカフェイン中毒、一体何を飲むことで引き起こされてい

表１　カフェイン中毒の診断基準

A. 最近のカフェインの消費（典型的には 250mg を十分に超える高用量） B. 以下の徴候または症状のうち５つ（またはそれ以上）が、カフェインの使用中または使用後すぐに発現する。 (1)　落ち着きのなさ (2)　神経過敏 (3)　興奮 (4)　不眠 (5)　顔面紅潮 (6)　利尿 (7)　胃腸系の障害 (8)　筋れん縮 (9)　散漫な思考および会話 (10) 頻脈または心拍不整 (11) 疲れ知らずの期間 (12) 精神運動興奮 C. 基準 B の徴候または症状は、臨床的に意味のある苦痛、または社会的、職業的、または他の重要な領域における機能の障害を引き起こしている。 D. その徴候または症状は、他の医学的疾患によるものではなく、他の物質中毒を含む他の精神疾患ではうまく説明されない。

日本精神神経学会（日本語版用語監修），髙橋 三郎・大野 裕（監訳）：DSM-5 精神疾患の診断・統計マニュアル．p496-497, 医学書院 , 2014

中枢神経刺激作用
&
心筋刺激作用

表２　カフェイン中毒の代表的な症状

①消化器症状	悪心・嘔吐、腹痛、吐血
②神経症状	頭痛、幻覚・妄想、せん妄、痙攣、振戦昏睡など
③循環器症状	動悸、洞性頻脈、上室性頻脈、心室頻拍、心室細動、低血圧、心停止など
④その他	高体温、肺水腫、呼吸不全、急性腎不全、横紋筋融解症、高血糖、低 P 血症など

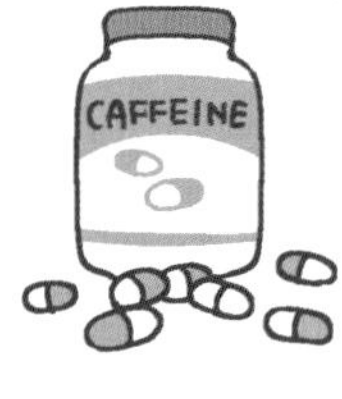

るのでしょうか。例えば、エナジードリンクで 1,000mg 以上のカフェインを摂ろうとすると、MONSTER®（355mL）であれば８本以上飲まなければ到達しません。それだけ飲んだらお腹ガバガバですよね。

注意が必要なもの、それがカフェインのタブレットです。エスタロンモカ®（エスエス製薬）などのカフェインのタブレットは１錠あたり 100mg

のカフェインが含有され、1シート（10錠）を服用すれば、簡単に1,000mgのカフェインを摂取できてしまいます。実際に、わが国のカフェイン中毒の96%がタブレットによるものであり、救急外来でも遭遇する頻度が高いのが現状です[3)]。また、海外製のものでは1錠あたり200mgのカフェインが含有されているものもあり、ネット販売などで簡単に手に入れることができてしまいます。市販薬による中毒は近年問題視されており、経口薬を確認する際には、薬手帳を確認するだけでなく、市販薬など処方薬以外の使用状況も確認する必要があります。

カフェインの離脱症状

頭痛は、カフェインの中毒症状だけでなく、離脱症状としても認められます（表3）[4)]。カフェインの離脱症状の診断基準は表4のとおりです[2)]。カフェインの普段の摂取状況などを確認し見逃さないようにしましょう。

表3　カフェイン離脱症状

症状	頻度
頭痛	47%
眠気	45%
活気の低下	36%
集中力低下	27～50%
疲労感	27%
抑うつ感	11～79%
易怒性	9～29%

（文献4より）

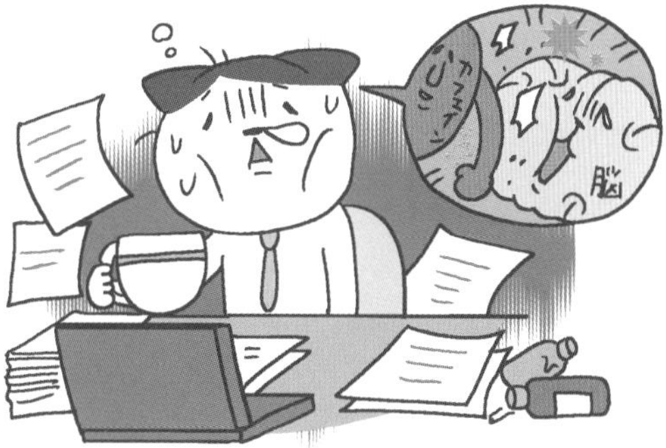

カフェイン摂取中断後、12～24 時間後に出現、20～51 時間でピーク

表４　カフェイン離脱の診断基準

A. 長期にわたる毎日のカフェイン使用 B. カフェイン使用の突然の中断または使用していたカフェインの減量後 24 時間以内に、以下の徴候または症状のうち３つ（またはそれ以上）が発現する。 （1）頭痛 （2）著しい疲労感または眠気 （3）不快気分、抑うつ気分、または易怒性 （4）集中困難 （5）感冒様症状（嘔気・嘔吐、または筋肉の痛みか硬直） C. B の症状は、臨床的に意味のある苦痛、または社会的、職業的、または他の重要な領域における機能の障害を引き起こしている。 D. その徴候または症状は、他の医学的疾患（例：片頭痛、ウイルス性疾患）の生理学的作用に関連するものではなく、他の物質による中毒や離脱を含む他の精神疾患ではうまく説明されない。

日本精神神経学会（日本語版用語監修），髙橋 三郎・大野 裕（監訳）：DSM-5 精神疾患の診断・統計マニュアル．p499, 医学書院 , 2014

Point

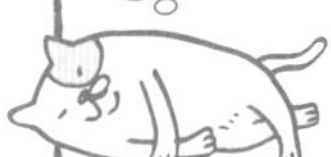

忘れるな

薬はリスク

確認必須

引用・参考文献

1） Yamada, M. et al. Estimation of caffeine intake in Japanese adults using 16 d weighed diet records based on a food composition database newly developed for Japanese populations. Public Health Nutr. 13（5）, 2010, 663-72. PMID : 20082748.
2） 日本精神神経学会（日本語版用語監修），髙橋 三郎・大野 裕（監訳）．DSM-5 精神疾患の診断・統計マニュアル．東京，医学書院，2014，496-501.
3） Kamijo, Y. et al. A Retrospective Study on the Epidemiological and Clinical Features of Emergency Patients with Large or Massive Consumption of Caffeinated Supplements or Energy Drinks in Japan. Intern Med. 57（15）, 2018, 2141-6.
4） Juliano, LM. et al. A critical review of caffeine withdrawal : empirical validation of symptoms and signs, incidence, severity, and associated features. Psychopharmacology（Berl）. 176（1）, 2004, 1-29. PMID : 15448977.

第2章
胸痛編

1. 痛みがないから心筋梗塞は否定的?!

(75歳、女性)

先生、嘔気の患者さんです。

バイタルは大丈夫そうかな？

そうですね。ただちょっとしんどそうではあります。

そっか。じゃあとりあえず吐き気止め使ってあげようかね。

先生、優しいですね。

優しさも大事だが心電図も大事だ！

え？ 心電図？ なんで？

危険な胸痛：5 killer chest pain

胸痛の原因は多岐にわたりますが、救急外来で意識すべき重篤な胸痛の原因として、①急性冠症候群（acute coronary syndrome ; ACS)、②大動脈解離、③肺血栓塞栓症、④緊張性気胸、⑤食道破裂が挙げられ、“5 killer chest pain”として有名です。とくに①～③は頻度も比較的高く、後述するように胸痛以外の主訴で来院することも少なくないため、疑うサインを把握しておかなければ容易に見逃しかねません。本項でまずは、ACSの定義、疑うサインを整理しましょう。

①急性冠症候群（ACS）とは

急性冠症候群は、「冠動脈粥腫（プラーク）の破綻とそれに伴う血栓形成により冠動脈内腔が急速に狭窄、閉塞し、心筋が虚血、壊死に陥る病態を示す症候群」と定義されます[1)]。

心電図でST上昇を認めるST上昇型心筋梗塞（ST-elevation myocardial infarction；STEMI）とST上昇を認めない非ST上昇型急性冠症候群（non-ST-elevation acute coronary syndrome；NSTE-ACS）に分類され、後者はさらに心筋トロポニンに代表される心筋バイオマーカーが上昇／下降を認める非ST上昇型心筋梗塞（non-ST-elevation myocardial infarction；NSTEMI）と正常の不安定狭心症（unstable angina；UA）に分類されます（図）[1)]。

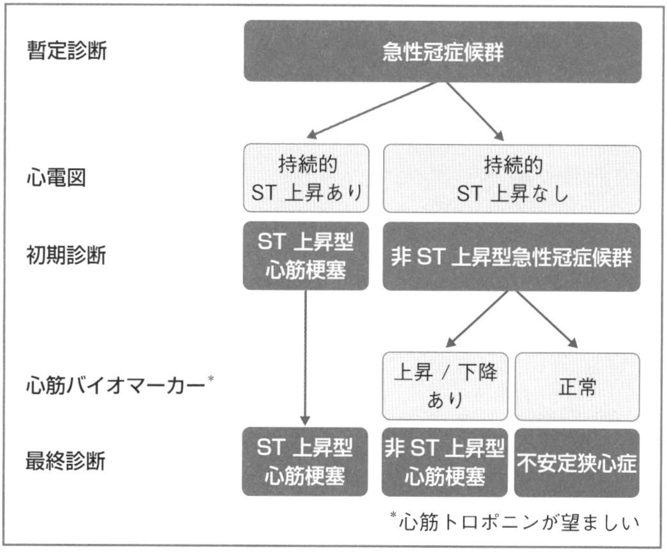

図　急性冠症候群の診断の流れ

日本循環器学会. 急性冠症候群ガイドライン（2018年改訂版）. https://www.j-circ.or.jp/cms/wp-content/uploads/2018/11/JCS2018_kimura.pdf. 2023年5月閲覧

STEMIは発症後早期の再灌流療法が予後に大きく影響するため、早期診断、早期治療が極めて重要です。NSTE-ACSはSTEMIほど緊急性はありませんが、リスク評価次第では介入を急ぐこともあるため、ACSは全般的に迅速な対応が求められます。

②急性冠症候群（ACS）の診断

診断は症状（Symptom）、心電図（ECG）、トロポニン（Troponin）の「S・E・T」で行います。冷や汗を伴う胸痛を主訴に来院し、心電図ではST上昇を認めれば、誰もが急性冠症候群（この場合にはSTEMI）と判断できますが、症状が胸痛以外で、心電図変化が乏しい場合には見逃しがちです。また、胸痛を認めるものの、心電図やトロポニンに顕著な変化が認められず、判断に迷うことも少なくありません。診断に関わるこの3つの因子「S・E・T」のポイント、ピットフォールをそれぞれ理解しておきましょう。

心電図、トロポニンに関しては次項以降で取り上げることとして、今回は症状に関して整理しておきましょう。

③急性冠症候群（ACS）の症状

胸痛が代表的な症状であることは間違いありませんが、残念ながら胸痛以外の症状を主訴として来院することが珍しくありません。とくに、高齢者や糖尿病罹患中の患者さんでは痛みの訴えが乏しい傾向にあります[2)]。

そのため、胸痛以外のACSを疑うサインを知り、とくに高齢者では常に意識しておくことが重要です。代表的な症状は表のとおりです[3)]。これ

表　急性冠症候群を疑う症状

●呼吸困難	●肩・腕・顎・頸の痛み
●頻回の嘔気・嘔吐	●上腹部痛
●失神・前失神	●めまい
●脱力・疲労感	●冷や汗など

（文献3を参考に作成）

胸痛以外に疑う症状は?：
高齢者はとくに要注意

らの症状を訴える場合において、他の具体的な疾患が想起される場合には過度に心配する必要はありませんが、原因がはっきりしない場合には、心電図を早い段階で確認しておく癖をつけておくとよいと思います。

とくに、高齢者がなんだか元気がない、ぐったりしている、ゲェゲェ吐いている、そのようなことが急性発症で起こっている場合には、積極的に疑うことをお勧めします。いつか救われますよ。

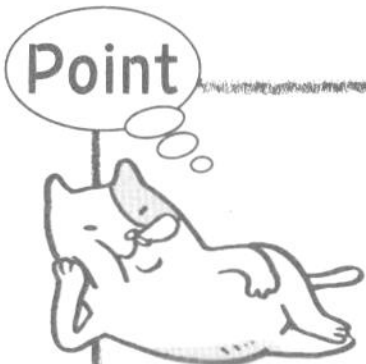

高齢者（こうれいしゃ）

症状多彩（しょうじょうたさい）

ACS（エーシーエス）

引用・参考文献

1） 日本循環器学会．急性冠症候群ガイドライン（2018 年改訂版）．https://www.j-circ.or.jp/cms/wp-content/uploads/2018/11/JCS2018_kimura.pdf（2023 年 5 月閲覧）
2） Canto, JG. et al. Prevalence, clinical characteristics, and mortality among patients with myocardial infarction presenting without chest pain. JAMA. 283（24），2000, 3223-9. PMID：10866870.
3） Amsterdam, EA. et al. 2014 AHA/ACC Guideline for the Management of Patients with Non-ST-Elevation Acute Coronary Syndromes：a report of the American College of Cardiology/American Heart Association Task Force on Practice Guidelines. J Am Coll Cardiol. 64（24），2014, e139-e228. PMID：25260718.

2. 心電図が正常だから心筋梗塞は否定的?!

（81歳、女性）

先生、胸痛の患者さんです。

心電図は大丈夫そうかな？

そうですね。こんな感じで、異常はなさそうですが……。

そうだね。大丈夫そうだね。

じゃあ待合室で待っていてもらいますね。

そうね。今日も混んでるから、待たせてしまうけど……。

待たせちゃイカン！

え？ またしても……。

急性冠症候群（ACS）と心電図

『急性冠症候群ガイドライン（2018年改訂版）』では、急性冠症候群（acute coronary syndrome；ACS）診断における心電図として、表1のことが推奨されています[1)]。この表1の内容を、理由も含め理解することが最終的な目標ですが、ここではまず以下の3点を理解しましょう。

①疑ったら早期（10分以内）に心電図を確認する
②疑わしい場合には、初回の心電図で否定することなく繰り返し確認する
③過去の心電図と比較する

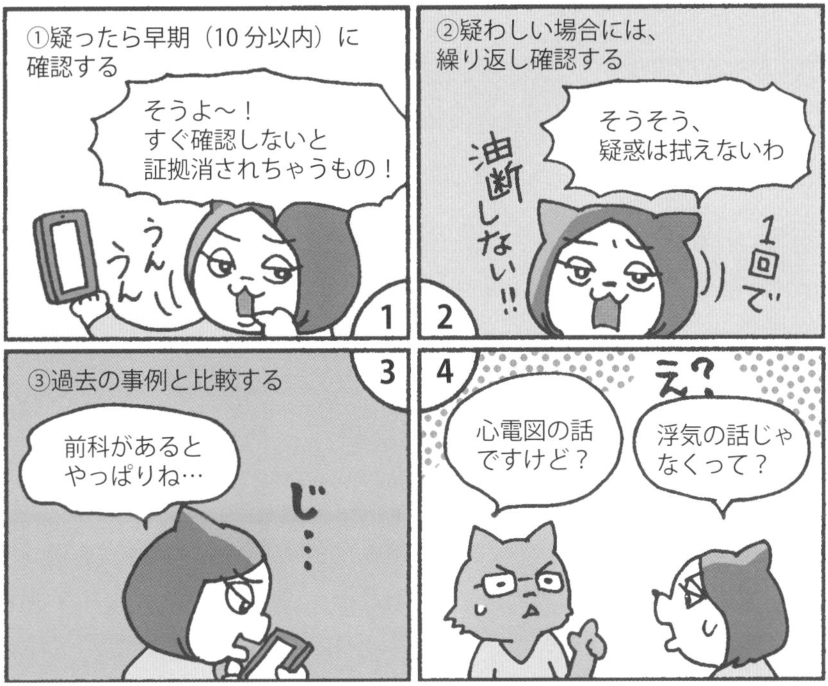
①疑ったら早期（10 分以内）に確認する
そうよ～！ すぐ確認しないと 証拠消されちゃうもの！
うんうん
1
②疑わしい場合には、繰り返し確認する
そうそう、疑惑は拭えないわ
油断しない!!
1回で
2
③過去の事例と比較する
3
前科があると やっぱりね…
じ…
4
心電図の話 ですけど？
浮気の話じゃ なくって？
え？

表 1　ACS の診断における心電図の推奨

① ACS が疑われる患者ではただちに（10 分以内に）12 誘導心電図を記録する。
②持続する症状から AMI が強く疑われる患者で、初回心電図では診断できない場合に、5～10 分ごとに 12 誘導心電図を記録する。
③ ACS を否定できない患者で初回心電図では診断できない場合に、経時的に 12 誘導心電図を記録する。
④ STEMI 患者に対してすみやかに心電図モニタリングを行う。
⑤急性下壁梗塞患者では 12 誘導に加え右側胸部誘導（V_{4R} 誘導）を記録する。
⑥ AMI が疑われる患者で初回心電図では診断できない場合に、12 誘導に加え背側部誘導（V_7-V_9 誘導）の記録を考慮する。

（文献 1 を参考に作成）

①疑ったら早期（10 分以内）に心電図を確認する

ST 上昇型心筋梗塞（ST-elevation myocardial infarction；STEMI）であった場合には、来院後 90 分以内に再灌流療法※を行うことが目標です。

表２　STEMI を見逃さないために

① 30 歳以上の胸痛患者
② 50 歳以上の呼吸困難、意識障害、上肢痛、失神、脱力
③ 80 歳以上の腹痛、嘔気／嘔吐

年齢による心電図を確認するための症候

（文献 2 を参考に作成）

もしも、自施設で再灌流療法を行うことができない場合には、急いで対応可能な病院を探す必要があります。時間的余裕はあまりありませんので、疑った段階でたとえ外来が混んでいても、「とりあえず心電図」の意気込みで確認する癖づけをもっておくとよいでしょう。STEMI であれば、一気に優先順位１位へ繰り上がりますからね。

※経皮的冠動脈インターベンション（percutaneous coronary intervention；PCI）のことと考えて OK です。

STEMI 患者の５人に１人は胸痛以外の主訴で来院します[2)]。心電図を確認することができればSTEMI を見逃すことはグッと減るため、いかに疑い早期に心電図を確認することができるかが key となります。

年齢とともに痛みの訴えが減少することは前項のとおりです。そのため、年齢が上がるごとに心電図を確認するための症候の幅を広げることも推奨されています（表２）[2)]。これは STEMI 患者を見逃さないための提案ですので、ACS 全体で考えると、高齢者の割合が非常に多く、患者数も多い救急外来では、この基準を最低限として心電図の閾値はもう少し下げてもよいかと思います。

②疑わしい場合には、初回の心電図で否定することなく繰り返し確認する

Hi-Phy-Vi が重要であることは前書『ねころんで読める救急患者のみかた』で繰り返し述べてきました。え？ まだ読んでない？！ んなわけないですよね。

検査は絶対的なものではありません。必ず目的を意識し、検査結果をあ

る程度予測し確認する必要があります。また、検査の精度も大切です。とくに発症から間もない異常を検査でキャッチするのは難しく、とくにわが国は医療アクセスが非常によいため、症状が出現してから早期に受診することも珍しくありません。

症状からACSが疑わしい場合には、来院後初回の心電図でとくに異常を認めなくても、時間を味方につけ心電図を繰り返し確認することが重要です。ガイドラインにも記載がありますが、積極的に急性心筋梗塞（acute myocardial infarction；AMI）を疑う場合には5～10分ごとに、ACSを否定できない場合には経時的に心電図を確認するようにしましょう[1]。

③過去の心電図と比較する

②と共通しますが、心電図は変化が重要です。ST部分の変化などで異常が疑われても以前のものと比較し変化が認められなければ、緊急性はグッと下がるでしょう。逆に正常のように思えても、以前と変化している場合にはそれは異常かもしれません。

心電図を行ったら、自施設のカルテを見返し変化の有無を確認しましょう。最近では電子カルテですから判断も容易になりましたよね。以前は探すのが大変だったものです……。

また、自施設では以前に施行していない場合や施行がかなり前の場合には、他施設などで行っていないかも確認しましょう。かかりつけのクリニックなどで施行していることはありますよね。手間を惜しまず連絡し、確認するとよいでしょう。

Point

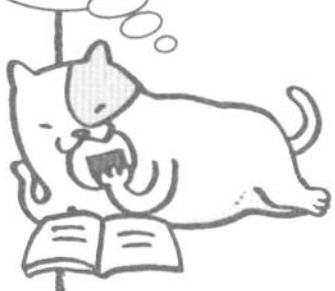

心電図

時間を味方に

過去とも比較

引用・参考文献

1) 日本循環器学会．急性冠症候群ガイドライン（2018 年改訂版）．https://www.j-circ.or.jp/cms/wp-content/uploads/2018/11/JCS2018_kimura.pdf．（2023 年 3 月閲覧）
2) Glickman, SW. et al. Development and validation of a prioritization rule for obtaining an immediate 12-lead electrocardiogram in the emergency department to identify ST-elevation myocardial infarction. Am Heart J. 163（3），2012，372-82．PMID：22424007.

Column

ACS と AMI

ACS や AMI という略語を、きちんと理解しているでしょうか？

心電図で ST 上昇を認める ST 上昇型心筋梗塞（ST-elevation myocardial infarction；STEMI）と ST 上昇を認めない非 ST 上昇型急性冠症候群（non-ST-elevation acute coronary syndrome；NSTE-ACS）に分類され、後者はさらに心筋トロポニンに代表される心筋バイオマーカーが上昇 / 下降を認める非 ST 上昇型心筋梗塞（non-ST-elevation myocardial infarction；NSTEMI）と正常の不安定狭心症（unstable angina；UA）に分類されるのです（図 p.37 参照）。AMI というのは急性心筋梗塞（acute myocardial infarction；AMI）のことですから、ST 上昇型心筋梗塞（STEMI）と非 ST 上昇型心筋梗塞（NSTEMI）を総括した名称です。

医療業界には略語がたくさん存在します。ACS でも急性冠症候群（acute coronary syndrome；ACS）かと思いきや、腹部コンパートメント症候群（abdominal compartment syndrome；ACS）なんてことも……。略語を使用する場合には誤解を生まないように伝えることを忘れずに。

Column

しゃっくり（吃逆）を主訴に来院したACS

なんとなんとしゃっくりが唯一の主訴であったというACS（acute coronary syndrome：急性冠症候群）の報告もあります。それもアジア人3例（64歳、70歳、74歳）まとめての報告です。「本当かいな？！」って感じの報告ですよね。

「吃逆なんて"ワッ"と驚かせばいいじゃん」って思いますが、高齢者の場合は一枚心電図を確認しておくほうがよいかもしれません。個人的には、ACSを疑い、痛みの有無や労作時の呼吸困難などを確認すると、何かしらのサインはあるような気がしますけどね。

引用・参考文献

1） Kao, CC. et al. Hiccups as the only symptom of acute myocardial infarction. Am J Emerg. Med. 37（7）, 2019, 1396. e1-1396. e3. PMID : 31006602.

3. トロポニンが上昇していないから心筋梗塞は否定的?!

(79 歳、男性)

先生、さっきの胸痛の患者さんトロポニン上がってないですね。

あ、そっか。なら大丈夫そうだね。

症状も来院時よりかはよくなっているみたいです。

じゃあ、帰宅で。

時間を味方につけるのだ！

え？ どこかで聞いたことがあるせりふ……。

急性冠症候群（ACS）と心筋トロポニン

『急性冠症候群ガイドライン（2018 年改訂版）』では、急性冠症候群（acute coronary syndrome；ACS）診断におけるバイオマーカーとして表に示すことが推奨されています[1]。さらに、ACS 診断における心筋トロポニン測定のフローチャートは図のとおりです。これらを意識して、ここでは以下の 3 点を理解しましょう。

① ACS を疑ったら早期に心筋トロポニンを測定する

表　ACSの診断におけるバイオマーカーの推奨

① ACSが疑われる胸部症状を示す患者の早期リスクの層別化に、心筋トロポニン（トロポニンT、I）を測定する
②すみやかに血液生化学検査を施行する
③発症時間が不明な患者では、来院時を発症時刻として心筋トロポニン値を評価する
④心筋トロポニンが測定できる条件下では、ACSの診断にCK-MBやミオグロビンは推奨されない

（文献1を参考に作成）

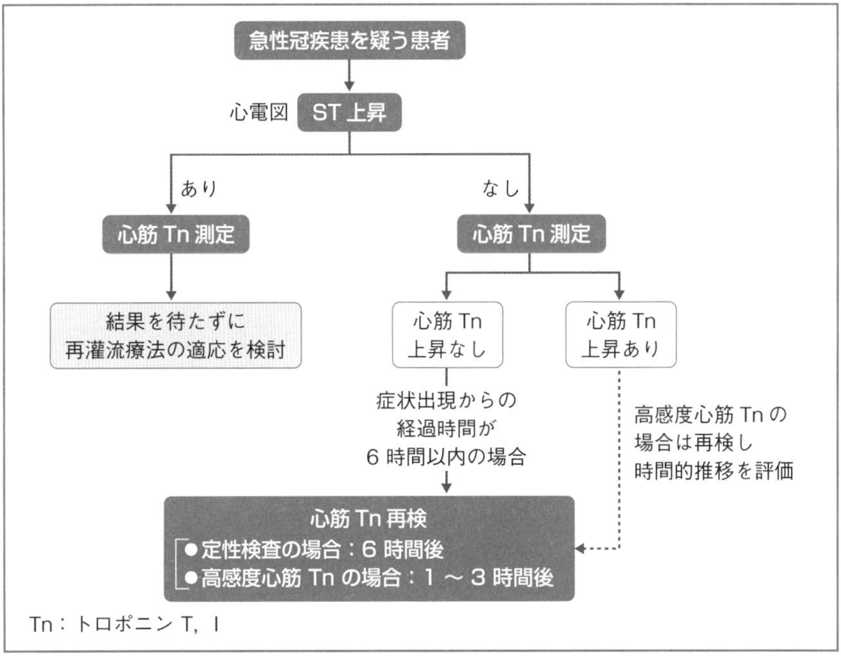

急性冠症候群を疑う患者では，診断・治療方針の決定・リスク評価のために心筋バイオマーカーとしてすみやかに心筋トロポニンを測定する（心筋トロポニンの測定は高感度測定を推奨する）．ただし，ST上昇型急性心筋梗塞患者では，採血結果を待たずに再灌流療法の適応について検討する．非ST上昇型急性冠症候群患者では，初回心筋トロポニンの上昇がない場合でも症状出現から6時間以内では判断が難しいので，初回検査から1～3時間後に再度測定する．ただし，現状では心筋トロポニン測定を定性で行っている施設もあり，その場合には再検は症状出現後6時間以降に行う．

図　急性冠症候群における心筋トロポニン測定のフローチャート

日本循環器学会．急性冠症候群ガイドライン（2018年改訂版）．https://www.j-circ.or.jp/cms/wp-content/uploads/2018/11/JCS2018_kimura.pdf．2023年5月閲覧

②ACSが疑わしい場合には、初回の心筋トロポニンの数値で否定することなく時間をあけて再検する
③測定可能なトロポニンが高感度か否かを知る

①ACSを疑ったら早期に心筋トロポニンを測定する

ACSのうち、急性心筋梗塞（acute myocardial infarction；AMI）では、心筋壊死を示すバイオマーカーの上昇を認めます。クレアチンキナーゼ(CK)、クレアチンキナーゼMB分画（CK-MB)、ミオグロビン、AST(GOT)、LDH、さらにはH-FABPなども有名ですが、現在最も推奨されているのは心筋トロポニンです。

心筋トロポニンは心筋特異度が高く、健常人で上昇することはありません（コラム「トロポニン上昇はすべて心筋梗塞か？」p.51参照)。また、CKが上昇しない程度の微小心筋障害も確実に検出できます。さらに、検査結果も迅速に判明し、結果を踏まえ即行動に移せることから、救急の現場で威力を発揮します。

②ACSが疑わしい場合には、初回の心筋トロポニンの数値で否定することなく時間をあけて再検する

トロポニンは非常に有用なバイオマーカーですが、心電図と同様、発症早期には上昇が認められません。ここでも時間を味方につけることがポイントとなります。

図のとおり、ACSを疑ったらまずは心電図を確認し、ST上昇型心筋梗塞（ST-elevation myocardial infarction；STEMI）であれば、その段階でトロポニンの数値によらず再灌流療法の適応を検討します。STEMIでなければ心電図変化とともにトロポニンの数値によって行動を決定します。その際、初回のトロポニンの上昇が認められなかったとしても、その段階でAMIを否定するのではなく、時間をおいてトロポニンを再検し判断することが推奨されています。

胸痛などの症状が出現し始めたのが来院の前日からなど、ある程度の時間が経過している場合には、心電図もトロポニンも一時点のもので判断することはありますが、救急外来では発症初期に来院することが珍しくありませんよね。その場合には必ず時間を味方につけ、経時的な変化を診て判断することが重要なのです。

③測定可能なトロポニンが“高感度”か否かを知る

みなさんの施設で測定しているトロポニンは高感度トロポニンでしょうか？「え？ 気にしてなかった！」、そんな方もいるかもしれません。また、場所によっては定量検査ではなく定性検査（陽性か陰性かのみの判断）のところもあるでしょう。

高感度トロポニンは、従来のトロポニンと比較し測定精度が高く、発症後2時間以内の超急性期の診断にも有用です[1]。そのため、発症後早期に救急外来を受診した患者さんに対しては、初回の数値で上昇していなかった場合には、1時間後に再検し上昇しているか否かを確認するアプローチが普及しています[2]。現在は1時間後ではなくて30分後の再検で判断してもよいのではないかという報告[3]もありますが、とにかく重要なことはトロポニンは初回陰性で安心するのではなく、発症時間を考慮して変化を意識すること、そしてその変化はトロポニンが高感度か否かによって判断すべき時間が異なることです。高感度であれば初回から1時間後の再検でよいかもしれませんが、そうでなければ3時間程度、定性検査であれば6時間程度の時間を判断に要します。

Hi-Phy-Vi ＞ Test

胸痛診療、とくにACS診療において心電図、心筋トロポニンは非常に重要であることは間違いありません。しかし、検査が陰性ならACSを否定できるかというとそうではありません。時間を味方につけることは前述したとおりですが、そもそも不安定狭心症（unstable angina；UA）であれば、心電図やトロポニンに異常がみられません。その際何がポイントとなるかといえば、Hi-Phy-Vi です。冷や汗を伴う胸痛であれば、心電図やトロポニンが陰性であっても、ACS は否定できないと考えフォローしますよね。また、身体所見で痛みの部位に一致して皮疹を認めれば、その痛みの原因は帯状疱疹の可能性がグンと上がりますよね。

検査結果の解釈を適切に行うためには、検査前確率を的確に見積もり、結果を解釈することが必要です。Hi-Phy-Vi のポイントに関しては前書、『ねころんで読める救急患者のみかた』を読んでくださいね（宣伝上手［笑］）。

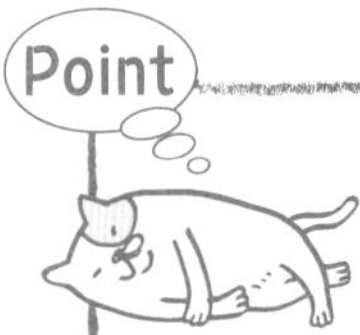

トロポニン
時間を味方に
変化をチェック

引用・参考文献

1) 日本循環器学会．急性冠症候群ガイドライン（2018 年改訂版）．https://www.j-circ.or.jp/cms/wp-content/uploads/2018/11/JCS2018_kimura.pdf（2023 年 5 月閲覧）
2) Chew, DP. et al. A Randomized Trial of a 1-Hour Troponin T Protocol in Suspected Acute Coronary Syndromes : The Rapid Assessment of Possible Acute Coronary Syndrome in the Emergency Department With High-Sensitivity Troponin T Study（RAPID-TnT）. Circulation. 140（19）, 2019, 1543-56. PMID : 31478763.
3) Bang, C. et al. Rapid Rule-Out of Myocardial Infarction After 30 Minutes as an Alternative to 1 Hour : The RACING-MI Cohort Study. Ann Emerg Med. 79（2）, 2022, 102-12. PMID : 34969529.

Column

トロポニン上昇はすべて心筋梗塞か？

心筋トロポニン、とくに高感度トロポニンはACS（acute coronary syndrome：急性冠症候群）診療においてkeyとなるバイオマーカーであることは間違いありませんが、上昇していたからといって、必ずしもACSかというとそんなことはありません。腎機能障害を認める場合にも上昇するし、その他、心不全、心筋炎、急性肺血栓塞栓症、敗血症など虚血以外の原因による心筋傷害でも上昇します。ACSの診断はS・E・Tを総合的に判断する必要があり（p.38参照）、トロポニンの結果は検査前確率を踏まえたうえでの解釈が必要ですよ（検査全般に言えることですね）。

新型コロナウイルス感染症の抗原検査が「陽性だからコロナ」「陰性だからコロナじゃない」なんて言えないことは、みなさんコロナ禍で痛いほど思い知らされましたよね？！

表　トロポニン上昇がみられる疾患・状況

	疾患	頻度
急性冠症候群	急性心筋梗塞	100%
	PCI後	31～24%
	開心術後	100%
非急性冠症候群関連	急性肺血栓塞栓症	50%
	末期腎不全	82～100%
	心筋炎、心外膜炎	32～49%
	大動脈解離 Stanford A型	24%
	慢性心不全	15～23%
	急性心不全	52～55%
	激しい運動	9～26%
	アブレーション後	90%
	胸部鈍的外傷	15～45%
	敗血症	36～85%

Troponin ↑

（文献1より）

引用・参考文献

1） Korff, S. et al. Differential diagnosis of elevated troponins. Heart. 92（7）, 2006, 987-93. PMID：16775113. PMCID：PMC1860726.

4. 痛みの移動がないから大動脈解離は否定的?!

（65歳、男性）

先生、胸痛の患者さんです。心電図をとったので確認お願いします。

お、すぐに心電図を確認してくれたんですね。素晴らしい。

今は痛みもだいぶ改善しているようです。

そうなんだね。心電図は大丈夫そうだね。痛みの移動や背部痛はない？

移動ですか。あ、解離かもってことですね。移動はないですし、背部痛もありません。胸痛も今はそれほど強くなさそうです。

そっか。なら解離ではないね。

んなことなぁい！ 発症時の状況を確認するんだ！

あ、またしても、私たちの考えが現実からかいり（乖離）している……。

大動脈解離の現実

みなさん、大動脈解離の患者さんのイメージはどんなものでしょうか？ “突然発症の胸背部痛、裂けるような痛みで、その痛みは移動する。血圧の左右差を認め、胸部レントゲン検査では縦隔の拡大がみられる”、こんなイメージでしょうか。これは間違いではないのですが、ここまでの典型例にはなかなか遭遇しません。なぜなら、そのような患者さんは病着前に重篤な転帰をたどっていることが多いからです。

大動脈解離の発症時の症状を頭に入れておきましょう（表 1）[1]。痛みの移動は決して多くなく、また背部痛も半数程度しか認めないことがわかります。

"何らかの痛みが突然始まったら大動脈解離を考える"、このように覚えておくとよいでしょう。もちろん、大動脈解離以外に明らかな原因が同定できる場合にはよいですが、突然それなりの痛みが認められた場合には、大動脈解離を積極的に考え、疑って Hi-Phy-Vi を確認することをお勧めします。疑わなければ血圧の左右差も確認しませんよね。

失神の鑑別に大動脈解離を忘れずに！

表 1 を見るとわかりますが、大動脈解離のなかでも、とくに Stanford A 型は失神を伴うことがあり注意が必要です。心血管性失神の HEARTS

表 1　大動脈解離の発症時の症状

発症時の症状（%）

症状	総数	Stanford A 型	Stanford B 型
突然発症	84.8	85.4	83.8
何らかの痛み	95.5	93.8	98.3
これまで経験したことのない激痛	90.6	90.1	90
刺されるような鋭い痛み	64.4	62	68.3
引き裂かれるような痛み	50.6	49.4	52.3
放散する痛み	28.3	27.2	30.1
移動する痛み	16.6	14.9	19.3
胸痛	72.7	78.9	62.9
背部痛	53.2	46.6	63.8
腹痛	29.6	21.6	42.7
失神	9.4	12.7	4.1

（文献 1 を参考に作成）

表2　心血管性失神のHEARTS

H	Heart attack (AMI)	急性心筋梗塞
E	Embolism (Pulmonary thromboEmbolism)	肺血栓塞栓症
A	Aortic dissection Abdominal Aortic Aneurysm Aortic stenosis	大動脈解離 大動脈瘤切迫破裂 大動脈弁狭窄症
R	Rhythm disturbance	不整脈
T	Tachycardia (VT)	心室頻拍
S	Subarachnoid hemorrhage	くも膜下出血

（文献2より）

を覚えているでしょうか（表2）。“失神は 危険なサイン あなどるな”とお伝えしましたね？➡p.64 失神とは「瞬間的な意識消失発作」ですから、当たり前ですが突然発症であり危険なわけです。

大動脈解離の10%、肺血栓塞栓症の10%、クモ膜下出血の10%は失神を主訴に来院するとざっくり覚えておきましょう。とにかく、失神は危険なサインであることを頭に叩き込み、「今元どおりに戻っているから大丈夫」ではなく、具体的な疾患を意識してリスク評価を行うことが重要です。発症時の痛みの有無、血圧や四肢の触診上の左右差を忘れずに評価しましょう。

意識障害の鑑別にも大動脈解離を忘れずに！

大動脈解離は、痛みや失神以外にも、意識障害を主訴に来院することもあります。痛みのせいで不穏になることもあれば、脳血流が低下し意識が朦朧としていることもあります。

意識障害の鑑別疾患の覚え方としてAIUEOTIPSが有名ですが、私はオリジナルのものに大動脈解離（aortic dissection）を追加して覚えています（表3）[3]。

意識障害患者では、とりあえず血糖値を確認し低血糖が否定できたら、急を要する頭蓋内疾患のために頭部CTを撮影するという流れが救急外来

表３　意識障害の鑑別：AIUEOTIPS

A	Alcohol Aortic Dissection	アルコール 大動脈解離
I	Insulin (hypo/hyper-glycemia)	低／高血糖
U	Uremia	尿毒症
E	Encephalopathy (hypertensive, hepatic) Endocrinopathy (adrenal, thyroid) Electrolytes (hypo/hyper-Na, K, Ca, Mg)	高血圧症／肝性脳症 内分泌疾患 電解質異常
O	Opiate or other overdose Decreased O_2 (hypoxia, CO intoxication)	薬物中毒 低酸素
T	Trauma Temperature (hypo/hyper)	外傷 低／高体温
I	Infection (CNS, sepsis, pulmonary)	感染症
P	Psychogenic Porphyria	精神疾患 ポルフィリア
S	Seizure, Stroke, SAH Shock Supplement	てんかん、脳卒中 ショック ビタミン欠乏

OriginalのAIUEOTIPSに大動脈解離、ビタミン欠乏を追加している
（文献３より）

では一般的ですが、その際、脳卒中、とくに脳梗塞の鑑別となるのが大動脈解離です。大動脈解離はときに、脳梗塞かのような片麻痺を伴うことがあり、低血糖とともにstroke mimics（脳卒中のような症状を引き起こす脳卒中以外の疾患）の代表的な疾患でもあります。失神の場合と同様に、意識障害患者では一度は大動脈解離の可能性を考慮しHi-Phy-Viを評価するようにしましょう。

大動脈解離 VS 心筋梗塞

胸痛の代表である心筋梗塞と大動脈解離はどのように鑑別するべきでしょうか。最終的な判断は検査を経て行いますが、らしさを見積もる際に意識しておくと役立つ点がいくつか存在します。

心筋梗塞よりも大動脈解離らしい所見、それは痛みの程度が強いこと、そして裂けるような痛みであることです[4)]。心筋梗塞の痛みもそれなりに

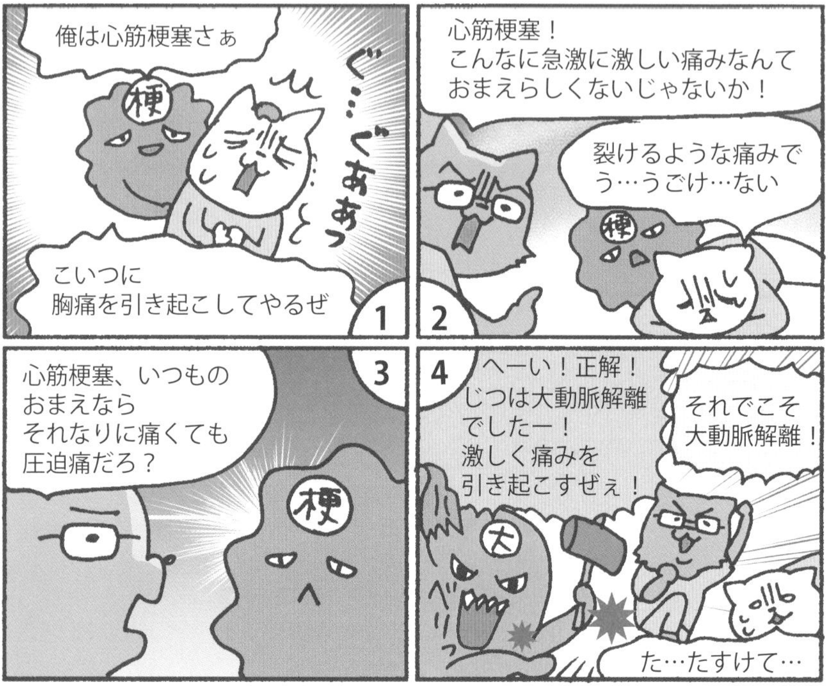
俺は心筋梗塞さぁ
ぐ…ぐあぁっ
こいつに
胸痛を引き起こしてやるぜ
心筋梗塞！
こんなに急激に激しい痛みなんて
おまえらしくないじゃないか！
裂けるような痛みで
う…うごけ…ない
心筋梗塞、いつもの
おまえなら
それなりに痛くても
圧迫痛だろ？
へーい！正解！
じつは大動脈解離
でしたー！
激しく痛みを
引き起こすぜぇ！
それでこそ
大動脈解離！
た…たすけて…

強いですが、前胸部が何となく押されるような、圧迫されるような痛みであるのに対して、大動脈解離はまさに解離が進行しているときには激烈な痛みが生じ、患者さんは苦悶に満ちた表情を示すことが多いです。また、どちらも痛みが急に生じるわけですが、大動脈解離のほうが突然発症である病歴が確認しやすいでしょう。仕事中や運転中に痛みを自覚し、その瞬間からつらく動作を中断せざるをえない状況へ陥ることが多いのが大動脈解離です。

心筋梗塞かなと思っても、痛みの程度が強く突然発症の場合には、積極的に大動脈解離を鑑別したほうがよいでしょう。そんな目で見ると、血圧の左右差や縦隔の拡大が疑わしく思えてきませんか？

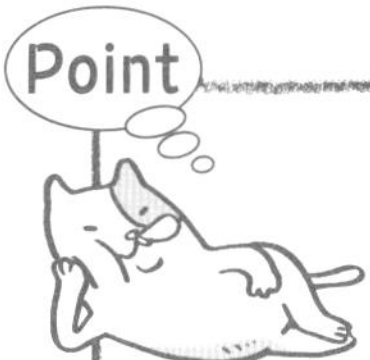

突然の

何らかの痛み

解離を鑑別

引用・参考文献

1）Hagan, PG. et al. The International Registry of Acute Aortic Dissection（IRAD）: new insights into an old disease. JAMA. 283（7）, 2000, 897-903. PMID : 10685714.

2）坂本壮．救急外来ただいま診断中！．東京，中外医学社，2015，34.

3）前掲書 2，20.

4）Zhang, B. et al. Nomogram to differentiate between aortic dissection and non-ST segment elevation acute coronary syndrome : a retrospective cohort study. Cardiovasc Diagn Ther. 11（2）, 2021, 457-66. PMID : 33968623.

5. 血圧が低いから大動脈解離は否定的?!

(68 歳、女性)

先生、胸痛の患者さんです。運転中に痛くなったみたいです。

え、突然発症ってこと?!

そんな感じです。急に痛くなったから車を路肩に止めて休んでいたみたいです。

そんなに強い痛みかぁ。血圧は高い?。

いや、血圧は 90/72mmHg ですね。

そっか。なら解離ではないね。

んなことなぁい! むしろマズい!!!

あ、またしても……。大動脈解離って血圧高いんじゃないの???

大動脈解離のバイタルサイン

大動脈解離の患者さんのバイタルサインはどのようなものでしょうか?意識障害を主訴に来院することは前項のとおりですが、血圧は高いでしょうか、それとも低いでしょうか。

大動脈解離の患者さんの血圧は表のとおりです[1)]。上行大動脈から裂け

Stanford A vs Stanford B

表　大動脈解離の患者さんのバイタルサイン

症状	総数（%）	Stanford A型（%）	Stanford B型（%）
血圧高値（SBP ≧ 150mmHg）	49	35.7	70.1
血圧正常（SBP：100～149mmHg）	34.6	39.7	26.4
血圧低値（SBP ＜ 100mmHg）	8	11.6	2.3
ショック or タンポナーデ（SBP ≦ 80mmHg）	8.4	13.0	1.5

※ SBP：systolic blood pressure

（文献 1 を参考に作成）

る Stanford A 型と下行大動脈から裂ける B 型とで異なることがわかります。Stanford B 型は、一般的に収縮期血圧が 150mmHg 以上と高いことが多いのに対して、A 型は正常ないし低いことも珍しくありません。

Stanford A 型はショックや心タンポナーデを合併する頻度が B 型よりも高く、それがゆえに失神を伴うことが少なくないのです。

血圧の左右差

大動脈解離というと血圧の左右差が有名ですが、これがないからといって否定してしまうと多くの大動脈解離を見逃してしまいます。胸痛や失神など大動脈解離を疑う症状を認める患者さんが、20mmHg 以上の血圧の左右差を認める場合には大動脈解離を積極的に疑い精査するべきですが、左右差がないからといって否定してはいけません[2)]。

大動脈解離を早期に疑うには

大動脈解離は突然何らかの痛みを訴えた際に疑うことや、意識障害や失神を主訴に来院することもポイントでしたね。そして、本項で述べたとおり、収縮期血圧は低いこともあれば高いこともあるのです。そのため、主訴から大動脈解離が鑑別に挙がったら、左右差を意識して四肢を触診することをオススメします。胸痛（または意識障害、失神）患者の上肢を触診したところ、左上肢に比べて右上肢がやや冷たい、橈骨動脈の触れが弱い、そんな場合には積極的に大動脈解離（この場合にはA型）を疑いましょう。また、腹痛の患者さんの下肢を触診すると、右脚に比べて左脚が冷たい、そして血圧は高め、そんな場合も大動脈解離（この場合にはB型）を鑑別する必要があります。それぞれ、エコーを当てると、前者は心嚢液が、後者は下行大動脈にフラップ（flap）が認められるかもしれませんよ。

大動脈解離は疑うことができさえすれば、その後のマネジメントは非常にシンプルです（「6. Dダイマー陰性なのに大動脈解離なの？！」p.62 参照）。鑑別への代表的な入り口はこれまで述べたとおりですが、それ以外にも大動脈解離は血流障害を引き起こすがゆえに多くの症状を呈します（コラム「多彩な症状を示す大動脈解離」p.61 参照）。常に頭の片隅に大動脈解離を置いておくのがよいかもしれませんね。

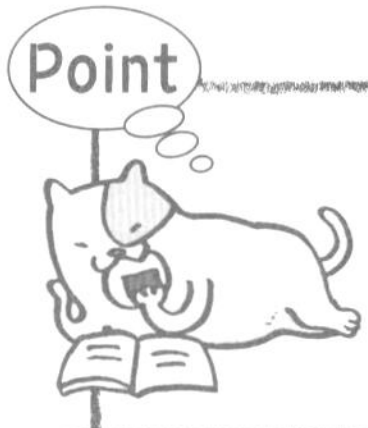

解離の血圧

低いも高いも

なんでもあり

引用・参考文献

1) Hagan, PG. et al. The International Registry of Acute Aortic Dissection (IRAD) : new insights into an old disease. JAMA. 283 (7), 2000, 897-903. PMID : 10685714.

2) Chua, M. et al. Acute aortic dissection in the ED : risk factors and predictors for missed diagnosis. Am J Emerg Med. 30 (8), 2012, 1622-6. PMID : 22306397.

Column

多彩な症状を示す大動脈解離

大動脈解離の患者さんの典型的な主訴は胸痛や背部痛、腹痛などの痛み、そして意識障害、失神ですが、それだけではありません。血流障害をきたすことから表のような多彩な症状を呈します。症状を説明しうる具体的な疾患が同定できている場合には過度に疑う必要はありませんが、原因がはっきりしないとき、または症状が多彩で一元的に説明できないときには一度は大動脈解離を考えましょう。とくに高齢者では発症様式がはっきりしないことも少なくなく、「え？ これで大動脈解離なの？！」といったことがときどきあるものですから。

表　血流障害と特有の症状

血流障害	症状
①冠状動脈	急性冠症候群
②腕頭動脈、頸動脈	脳梗塞、意識障害、意識消失
③鎖骨下動脈	上肢の脈拍減弱、冷感、痛み、壊死
④肋間動脈	脊髄麻痺（下肢麻痺）
⑤腹腔動脈	腹痛、虚血性胃炎、肝障害、胆嚢壊死
⑥上腸間膜動脈	腹痛、虚血性腸炎、腸管壊死
⑦腎動脈	腎梗塞、急性腎不全
⑧腸骨動脈、大腿動脈	下肢の脈拍減弱、虚血、冷感、壊死

6. D ダイマー陰性なのに大動脈解離なの？！

（61 歳、男性）

先生、さっきの胸背部痛の患者さんの採血結果出ましたよ。

D ダイマーは……陰性だね！

じゃあ CT は撮影しないですか？ 突然発症っぽかったですけど。

いやぁさすがに違うでしょ。全く上がってないし。

すぐに造影 CT だ！

え、でも腎機能もあまりよくないですよ。

そんなの関係ない！

またしても考えがかいり（乖離）している……。

大動脈解離と D ダイマー

「D ダイマー陰性だから大動脈解離は否定的だね」、そんなコメントを聞いたことはないでしょうか。この解釈、時には正しく時には間違いなのです。それではどんなときに正しく、どんなときに誤っているかご存じでしょうか？

そもそも大動脈解離で D ダイマーが陰性になることはあるのでしょうか。実はそのようなことは多々あります。解離長が短い場合や、偽腔閉塞

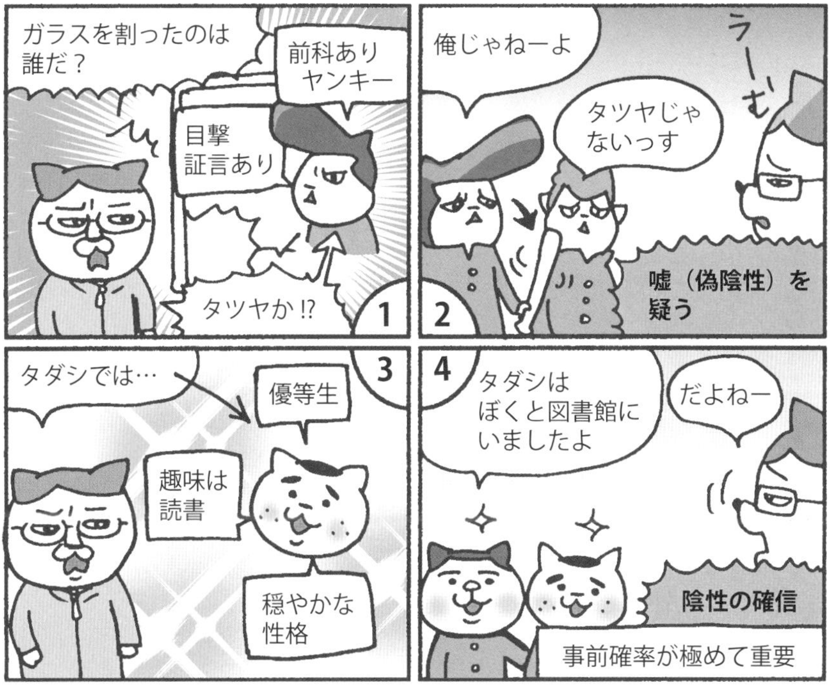
ガラスを割ったのは誰だ？
前科ありヤンキー
目撃証言あり
タツヤか⁉
1
俺じゃねーよ
タツヤじゃないっす
嘘（偽陰性）を疑う
2
タダシでは…
優等生
趣味は読書
穏やかな性格
3
4
タダシはぼくと図書館にいましたよ
だよねー
陰性の確信
事前確率が極めて重要

型だとDダイマーの値は低く陰性になりやすいことが報告されています[1,2]。それでは、Dダイマーの値が低ければ、予後は良好なのでしょうか。良好なのであれば陰性であることを理由に落ち着いて対応すればよいですが、陰性であっても半数近くがA型の解離であったり、3人に1人が心タンポナーデのために緊急手術になったという報告もあるのです[3]。

それでは大動脈解離を疑った際にDダイマーはどのように使用するべきなのでしょうか。Dダイマーがあてにならないのであれば、疑い症例全例に造影CTを撮影するべきなのでしょうか？

Hi-Phy-Vi > Test

みなさんは、発熱患者に対して新型コロナウイルスやインフルエンザウイルスの感染を疑って、迅速検査を施行した経験やそんな場面を目撃した

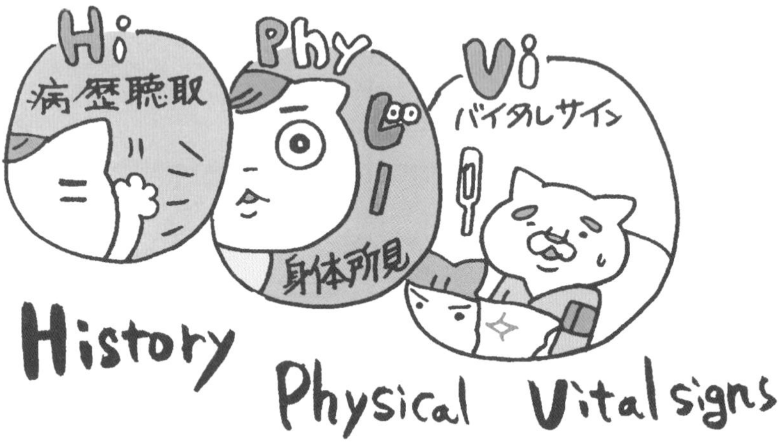

表　ADD risk score

基礎疾患	痛みの性状	身体所見
Marfan 症候群	突然発症の痛み	血流障害 ・血圧の左右差 ・脈の左右差 ・神経局在所見＋痛み
大動脈疾患家族歴	強い痛み	
大動脈弁疾患既往歴	裂けるような痛み	
最近の大動脈弁手術		新規大動脈弁雑音
胸部大動脈瘤の既往		ショック or 低血圧

（文献４を参考に作成）

ことがあるでしょう。その際の結果の解釈はどのように行っていましたか？ 例えば検査が陽性なら新型コロナと診断、陰性なら否定的、そのように判断していましたか？ 違いますよね。らしいと思って検査を行い陰性であった場合には、検査のタイミングや精度の問題から偽陰性の可能性も必ず考えていたはずです。逆に、他の熱源が想定され、新型コロナやインフルエンザの可能性は低いと思いながらも提出した検査が陰性であれば、否定的と強く考えたはずです。検査の結果の解釈は事前確率が極めて重要なのです。これは非常に重要なことです。病歴（History）、身体所見（Physical examination）、バイタルサイン（vital signs）から可能性を見

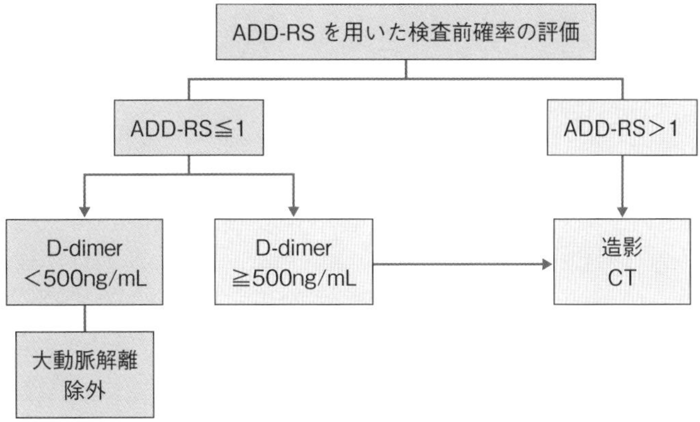

図　大動脈解離？ と思ったら―実践的アプローチ―

（文献 5 を参考に作成）

積って初めて検査（Test）結果の的確な解釈ができるのです。

大動脈解離を疑った際の実践的アプローチ

Dダイマーは大動脈解離らしさが低い場合に威力を発揮します。らしくない患者さんがDダイマー陰性であれば、いよいよらしくない、ゆえに大動脈解離は否定的と判断するのです。それに対して、大動脈解離の可能性がそれなりにある患者さんではDダイマーの値に関わらず否定できないため、造影CTを施行し白黒つけるのです。

それでは、大動脈解離らしいか否かを見積もるためにはどうしたらよいでしょうか。リスク評価がポイントとなり、大動脈解離は表のADD risk scoreの3カテゴリー（①基礎疾患、②痛みの性状、③身体所見）を評価し判断します[4)]。3つのカテゴリーのうち当てはまるのが1項目以内であればDダイマーを、2項目以上または1項目以内でもDダイマーが陽性であれば造影CTを施行します（図）[5)]。なんとなく検査を提出するのではなく、検査前確率を見積もってオーダーするようにしましょうね。

ちなみに、造影剤を使用する際に気にするのは、腎機能障害ではなくア

ナフィラキシーですからね。『ねころんで読める救急患者のみかた』のコラムをもちろん覚えていますよね？！→ p.156

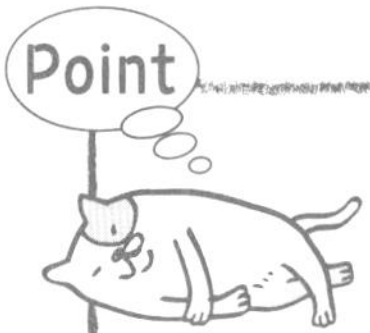

解離なの
低リスクなら
Dダイマー

引用・参考文献

1） Ohlmann, P. et al. Diagnostic and prognostic value of circulating D-Dimers in patients with acute aortic dissection. Crit Care Med. 34（5）, 2006, 1358-64. PMID : 16557157.
2） Iyano, K. et al. Correlation of hemostatic molecular markers and morphology of the residual false lumen in chronic aortic dissection. Ann Thorac Cardiovasc Surg. 10（2）, 2004, 106-12. PMID : 15209553.
3） Nitta, K. et al. Impact of a negative D-dimer result on the initial assessment of acute aortic dissection. Int J Cardiol. 258, 2018, 232-6. PMID : 29422267.
4） Rogers, AM. et al. Sensitivity of the aortic dissection detection risk score, a novel guideline-based tool for identification of acute aortic dissection at initial presentation: results from the international registry of acute aortic dissection. Circulation. 123（20）, 2011, 2213-8. PMID : 21555704.
5） Nazerian, P. et al. Diagnostic Accuracy of the Aortic Dissection Detection Risk Score Plus D-Dimer for Acute Aortic Syndromes : The ADvISED Prospective Multicenter Study. Circulation. 137（3）, 2018, 250-8. PMID : 29030346.

7. 肺血栓塞栓症は突然苦しくなるんじゃないの?!

(80 歳、男性)

先生、胸痛の患者さん、だいぶ痛みはよくなったみたいです。

心電図もちょっと脈が速いぐらいで大丈夫そうだね。

SpO_2 も 95% あるし、帰れそうですね。

そうだね。トロポニンも陰性だったし大丈夫でしょう。

大丈夫じゃない！ 足を診るんだ！

え、足？？？

肺血栓塞栓症の現実

みなさん、肺血栓塞栓症のイメージはどのようなものでしょうか。入院患者さんがリハビリを始めたところ「う！ 苦しい……」となる、そんなイメージでしょうか。また、病院外では、エコノミークラス症候群が想起されるでしょうか。今では、エコノミークラス以外でも起こるためロングフライト血栓症と呼ばれます。知ってました？

こういったイメージが強いことから、肺血栓塞栓症は突然起こり、その際には SpO_2 低下を伴う呼吸困難や胸痛、失神などの劇的な症状を呈する

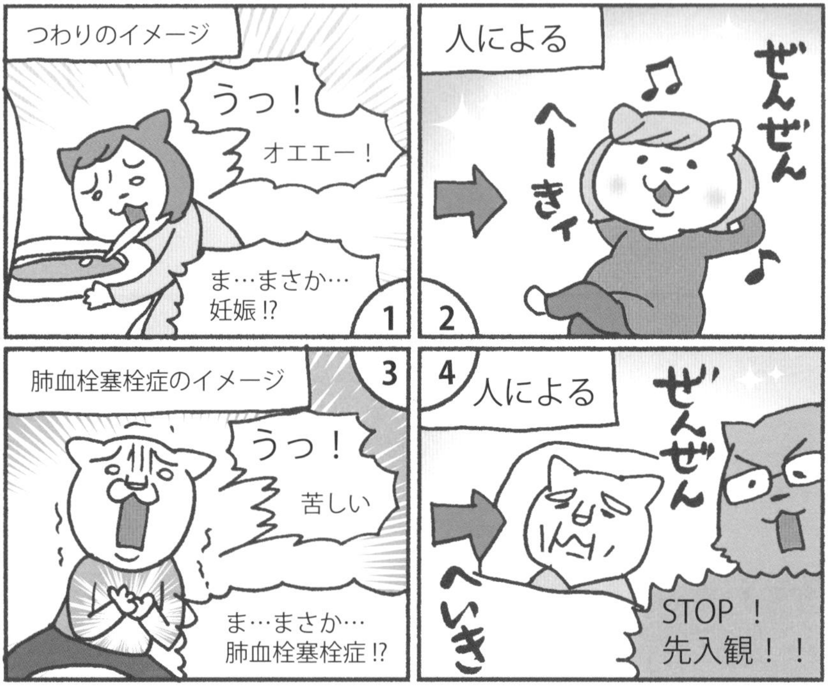

つわりのイメージ
うっ！
オエエー！
ま…まさか…
妊娠⁉
1
2
人による
ぜんぜん
へーきィ
♪
肺血栓塞栓症のイメージ
3
うっ！
苦しい
ま…まさか…
肺血栓塞栓症⁉
4
人による
ぜんぜん
へいき
STOP ！
先入観！！

と思っている方がいるかもしれません。しかし、安静時にはとくに訴えのない場合も少なくなく、疑って診断しなければ見逃しかねません。

急性冠症候群と比較すると頻度は少ないかもしれませんが、肺血栓塞栓症は見過ごされていることも多く、日常生活動作（activities of daily living；ADL）が低下している高齢者では必ず鑑別に挙げておくべき疾患です。入院中でなくても、自宅や施設で寝たきり、または自宅内のみの行動範囲の方（フレイル患者など）はリスクが高いと考え意識しておく必要があります。

肺血栓塞栓症らしいか否か

肺血栓塞栓症らしいか否かを見積もる指標としてWells rule（表1）[1, 2]、Revised Geneva score（表2）[3, 4]、Pulmonary Embolism Rule-out Criteria

表1　Wells rule

Wells rule		Point	
		Original Version	Simplified Version
①肺血栓塞栓症もしくは深部静脈血栓症の既往		1.5	1
②心拍数＞100 bpm		1.5	1
③４週間以内の手術あるいは長期臥床		1.5	1
④血痰		1	1
⑤活動性のがん		1	1
⑥深部静脈血栓症の臨床的徴候		3	1
⑦肺血栓塞栓症以外の可能性が低い		3	1
臨床的可能性 Clinical probability			
３段階のスコア	low	0～1	–
	intermediate	2～6	–
	high	≧7	–
２段階のスコア	低確率	0～4	0～1
	高確率	≧5	≧2

（文献１、２を参考に作成）

表2　Revised Geneva score

Revised Geneva score	Point	
	Original Version	Simplified Version
①肺血栓塞栓症もしくは深部静脈血栓症の既往	3	1
②心拍数　75～94 bpm ≧95 bpm	3 5	1 2
③1カ月以内の手術・骨折	2	1
④血痰	2	1
⑤活動性のがん	2	1
⑥一足の下肢痛	3	1
⑦下肢深部静脈拍動を伴う痛みと浮腫	4	1
⑧年齢＞65歳	1	1
臨床的可能性 Clinical probability		
PE unlikely	≦5	≦2
PE likely	＞5	＞2

（文献３、４を参考に作成）

表3　PERC

① 50 歳以上
②心拍数≧ 100bpm
③ SpO_2 < 95%
④静脈血栓症の既往
⑤ 4 週間以内の外傷または手術
⑤血痰
⑥ピル内服中
⑦片側性の下腿浮腫

（文献 5 を参考に作成）

(PERC)(表 3)[5] などが有名です。これらの項目を評価せずに、肺血栓塞栓症を安易に除外してはいけません。

項目を見るとわかるように、高齢者、とくに担がん患者や寝たきり、フレイルの患者さんではリスクが高いことがわかります。また、深部静脈血栓症（deep vein thrombosis ; DVT）の有無は重要であり、下肢の痛みや腫脹の有無は必ず観察する必要があります（コラム「DVT は左に多い」p.72 参照)。

50 歳未満の方であれば、PERC の 7 項目を評価するのがオススメです。Wells rule でリスクが低い患者さんで 7 項目すべてに該当しなければ、D ダイマーなどの検査結果を確認することなく、肺血栓塞栓症は否定的です（「8．D ダイマー陰性なのに肺血栓塞栓症なの？！」p.73 参照)。なおピルを服用しているか否かは、意外と確認し忘れますので妊孕性のある女性では要注意です。

実践的なアプローチは次項で述べますが、表 1～3 にピックアップされている項目は、肺血栓塞栓症を疑ったら必ず確認し、カルテにその有無を記載しておきましょうね。

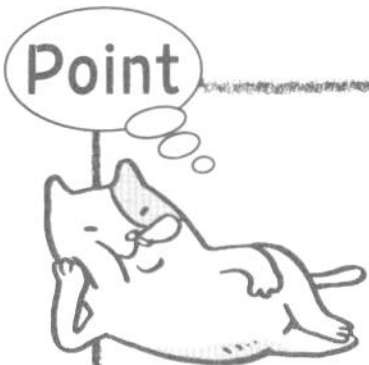

高齢者
誰もが起こす
肺塞栓

引用・参考文献

1) Wells, PS. et al. Derivation of a simple clinical model to categorize patients probability of pulmonary embolism : increasing the models utility with the SimpliRED D-dimer. Thromb Haemost. 83（3）, 2000, 416-20. PMID : 10744147.
2) Gibson, NS. et al. Further validation and simplification of the Wells clinical decision rule in pulmonary embolism. Thromb Haemost. 99（1）, 2008, 229-34. PMID : 18217159.
3) Le Gal, G. et al. Prediction of pulmonary embolism in the emergency department : the revised Geneva score. Ann Intern Med. 144（3）, 2006, 165-71. PMID : 16461960.
4) Klok, FA. et al. Simplification of the revised Geneva score for assessing clinical probability of pulmonary embolism. Arch Intern Med. 168（19）, 2008, 2131-6. PMID : 18955643.
5) Kline, JA. et al. Clinical criteria to prevent unnecessary diagnostic testing in emergency department patients with suspected pulmonary embolism. J Thromb Haemost. 2（8）, 2004, 1247-55. PMID : 15304025.

Column

DVTは左に多い

DVT（深部静脈血栓症［deep vein thrombosis］）は左下肢に起こりやすいというのはご存じでしょうか？ 左総腸骨静脈が右総腸骨動脈から圧迫されやすいという解剖学的理由から、左に約2倍起こりやすいとされます。

数的には左腸骨静脈からの肺血栓塞栓症が多いのですが、割合的には右大腿静脈からが多いとも報告されています。左右どちらにあってもその後のアクションは変わりませんが、漠然と足を診るのではなく、「左足が右足よりも太くないかな」という視点をもって観察すると、わずかな差に気がつくかもしれませんよ。痛みの訴えがあればわかりやすいのですが、高齢者では訴えがはっきりしないことも少なくないため、疑って診察しなければ見落としてしまいますからね。

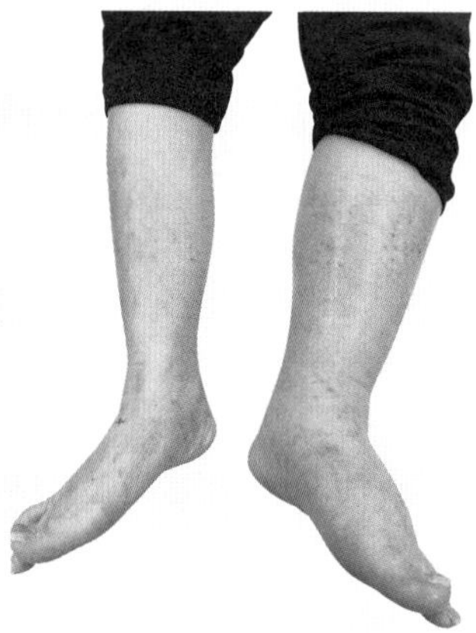

8.D ダイマー陰性なのに肺血栓塞栓症なの?!

(77 歳、女性)

- 先生、さっきの胸痛の患者さんの採血結果出ましたよ。
- D ダイマーは……陰性だね！
- じゃあ CT は撮影しないですか？ 突然発症っぽかったですけど。
- いやぁさすがに違うでしょ。全く上がってないし。
- すぐに造影 CT だ！
- え、でも腎機能もあまりよくないですよ。
- そんなの関係ない！
- あれ、このやりとりどこかで……。

肺血栓塞栓症と D ダイマー：年齢を意識しよう

D ダイマーは肺血栓塞栓症に対する感度は高いのですが、大動脈解離の際と同様、使用方法には注意点があります（後述）。また、D ダイマーのカットオフ値は、以前は 500 μg/L でしたが、年齢とともに上昇するため、高齢者では偽陽性が問題となっていました。現在では、年齢で調整（age-adjusted）した値が使用されます。具体的には、50 歳以上では年齢× 10 μg/L です。80 歳では 800 μg/L ということになります[1]。

もう1つ、臨床的な肺血栓塞栓症の可能性を加味したYEARS decisionルールも存在します。これは、①深部静脈血栓症（deep vein thrombosis；DVT）の臨床所見（下肢の腫脹、圧痛）、②喀血、③他の疾患より肺血栓塞栓症が疑わしい、の3つの臨床所見がなければカットオフ値は1,000μg/L、1つでもあれば500μg/Lを用います[2)]。採血結果を見て、黒字か赤字かだけで判断しちゃダメですよ。

肺血栓塞栓症を疑った際の実践的アプローチ

Dダイマーは肺血栓塞栓症らしさを評価する際に重要な検査ですが、使用する際の注意点は何でしょうか？ 大動脈解離の項を読んだ方は察しが付いていますね？！（「6. Dダイマー陰性なのに大動脈解離なの？！」p.62参照）。そうです、検査前確率を的確に見積もり、それによって検査の選択を行うのです（図）[3)]。

Wells ruleなどで可能性が低いと考え、Dダイマーがカットオフ値以下であれば画像検査を行うことなく否定可能です。それに対して、検査前確率が高い場合にはDダイマーの値に関わらず造影CT検査が必要です。

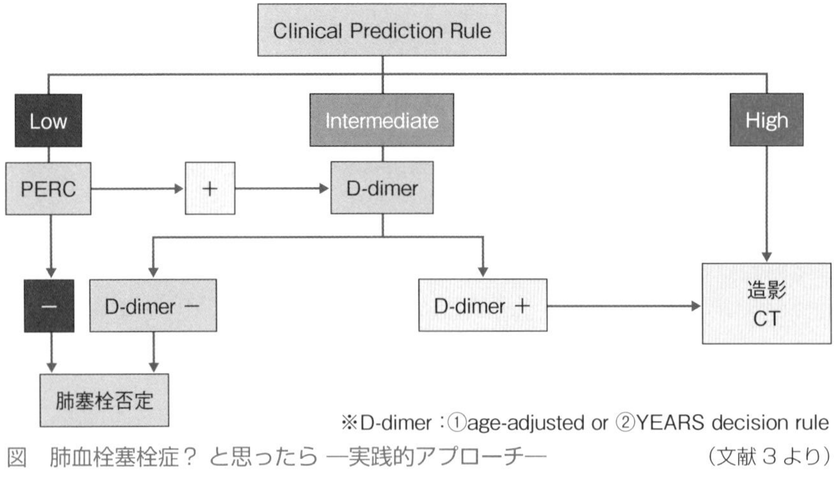

図　肺血栓塞栓症？ と思ったら —実践的アプローチ—　（文献3より）

大動脈解離のときとそっくりですよね？！ 何でもかんでも造影CTでは困りますが、腎機能を気にして造影せずに見逃してしまうのはNGです。DVTなど肺血栓塞栓症らしい所見を根こそぎキャッチする努力を怠らないようにしましょうね。

Point

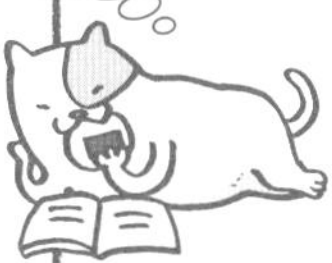

肺塞栓？
低リスクなら
Dダイマー

引用・参考文献

1) Righini, M. et al. Age-adjusted D-dimer cutoff levels to rule out pulmonary embolism : the ADJUST-PE study. JAMA. 311（11）, 2014, 1117-24. PMID : 24643601.
2) van der Hulle, T. et al. Simplified diagnostic management of suspected pulmonary embolism（the YEARS study）: a prospective, multicentre, cohort study. Lancet. 390（10091）, 2017, 289-97. PMID : 28549662.
3) Konstantinides, SV. et al. 2014 ESC guidelines on the diagnosis and management of acute pulmonary embolism. Eur Heart J. 35（43）, 2014 , 3033-69, 3069a-3069k. PMID : 25173341.

Column

肺血栓塞栓症の心電図所見

肺血栓塞栓症の患者さんはどのような心電図所見を示すのでしょうか。“SⅠQⅢTⅢ（Ⅰ誘導のS波の深さ、Ⅲ誘導のQ波の深さ≧1.5mmかつⅢ誘導の陰性T波）”というのが有名ですが、特異度は高いものの感度は決して高くありません（必ず認める所見ではありません）。肺性P波や右軸偏位の所見も同様です。その他に、ST変化を認めることもあれば右脚ブロックを示すこともあります。ここでぜひ覚えておいてほしいのが頻脈です。

洞性頻脈だから問題なしではなく、胸痛や呼吸困難、失神などで肺血栓塞栓症も考える必要がある患者さんにおいて頻脈を認める場合には、むしろ“らしい所見”として考える必要があるのです。Wells rule、Revised Geneva score、PERC（Pulmonary Embolism Rule-Out Criteria)、これらすべてに心拍数が含まれていますよね。

頻脈以外に、他で説明できない頻呼吸およびSpO_2低下においても肺血栓塞栓症の可能性を考え、深部静脈血栓症（deep vein thrombosis；DVT）など“らしい所見”を探すようにするとよいでしょう。

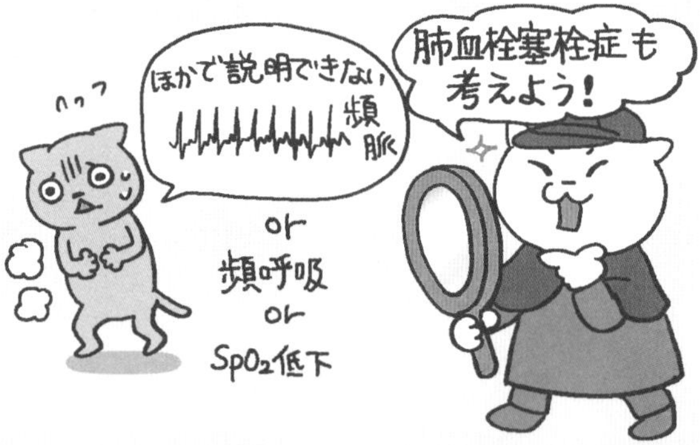
ハッ
ほかで説明できない
頻脈
or
頻呼吸
or
SpO2低下
肺血栓塞栓症も
考えよう！

引用・参考文献

1） Chan, TC. et al. Electrocardiographic manifestations : pulmonary embolism. J Emerg Med. 21 (3), 2001, 263-70. PMID : 11604281.
2） Geibel, A. et al. Prognostic value of the ECG on admission in patients with acute major pulmonary embolism. Eur Respir J. 25 (5), 2005, 843-8. PMID : 15863641.

第3章

腹痛編

1. 虫垂炎は右下腹部痛なんじゃないの？

（23 歳、男性）

先生、腹痛の患者さんです。お願いします。

つらそう？ お腹のどの辺り痛がってる？

いや、それほどでもなさそうです。みぞおちの辺りを痛がってはいます。

そっか。まぁはやってるから胃腸炎だろうね。気持ち悪がってない？

あ、一度嘔吐したって言ってました。

ほらほら、やっぱり胃腸炎だろうね。

『ねころんで読める救急患者のみかた』を読んでいないのか！！！

え？ ここで宣伝？ 読んだはずだけど覚えて……。

腹痛患者では虫垂炎を常に鑑別！

救急外来において腹痛を訴えている患者さんを診たら必ず虫垂炎を考えましょう。腹痛の部位が右下腹部ではなく、正中だろうと腹部全体だろうと左下腹部だろうと、必ず鑑別に挙げてください。

虫垂炎は小児から高齢者まで誰もが発症しうる病気であり、また頻度も多く救急外来ではしばしば遭遇します。虫垂炎が致死的となることはまれですが、治療介入が遅れれば緊急開腹手術が必要なこともあり、その際は合併症も増えてしまいます。早期に適切に虫垂炎をピックアップできるように、疑うポイントを理解しておきましょう。まずは、常に鑑別に挙げること、これが大切です。疑わなければ、所見をとりにいきませんからね。約束ですよ！

嘔吐が先か、腹痛が先か、それが問題だ！

虫垂炎の誤診の代表疾患といったらやっぱり胃腸炎です。腹痛に加えて嘔気・嘔吐を認めると、どうしても胃腸炎を考えたくなります。気持ちはよぉくわかります。ちなみに嘔気は"おうけ"じゃなくて"おうき"ですからね。

さて、胃腸炎を的確に胃腸炎と診断するために意識しておくべきポイントは何であったでしょうか？ 覚えていますよね？！ 以下の3つがポイントでした（表1）[1]。このあたりは前作でも触れているので忘れてしまった方は読み返してくださいね。➡ p.50〜53

虫垂炎の病歴や症状の感度・特異度は表2のとおりです[2]。これがあったら虫垂炎という決定的なものはありませんが、"嘔吐に先行する痛み"の感度が高いことがわかります。要は嘔吐が痛みに先行していたら虫垂炎の可能性は低いよってことです。虫垂炎は非常にコモンな疾患であるがゆえにバリエーションに富むのは事実ですが、この原則をまずは理解しておくことをオススメします。これはマーフィー徴候で有名なMurphy先生も100年以上前に指摘してますのでね[3]。

表1　胃腸炎と診断するために満たすべき3つの条件

①嘔気 / 嘔吐、腹痛、下痢の 3 症状がそろっている
② 3 症状が上から順である
③食事摂取と症状出現の時間経過が矛盾しない

（文献 1 より）

表２　虫垂炎の病歴・症状

	感度（%）	特異度（%）
右下腹部痛	81	53
痛みの移動	64	82
嘔吐に先行する痛み	100	64
発熱	67	79
反跳痛	63	69
食思不振	68	36
嘔吐	51	45

（文献２より）

救急外来では病初期に来院する患者さんも多く、来院時には下痢を認めない、嘔気・嘔吐のみで来院、そんなことも珍しくありません。その際、常に自分はまだ不確実な状況で診断しようとしている、という認識をもって対応することが大切です。安易に胃腸炎という診断をつけてはダメですよ。

疑って診察すべし

虫垂炎を疑ったら、誰もが右下腹部の診察を行いますよね。McBurney（マクバーニー）点に圧痛があるか否かはもちろん、それ以外にもPsoas sign（腸腰筋テスト）や閉鎖筋テストを確認するとよいでしょう（図）。腸腰筋テストは虫垂が右の腸腰筋に接している場合に、右大腿を過伸展させることで腸腰筋の硬直を判定する方法です。閉鎖筋テストは、炎症を起こした虫垂によって閉鎖筋が伸展を受けると、疼痛を生じることによって判定します。それぞれ感度は低いですが特異度が高く、認める場合には虫垂炎らしさが増します。ベッドサイドで少し負荷をかけて診察するだけですから、ぜひ実践してみてください。なんとなく腹部を触診するのではなく、虫垂炎を疑い所見をとると、「あら不思議、虫垂炎らしい所見がたくさんそろっているじゃない」、なんてことに気づくことが少なくありませんから。

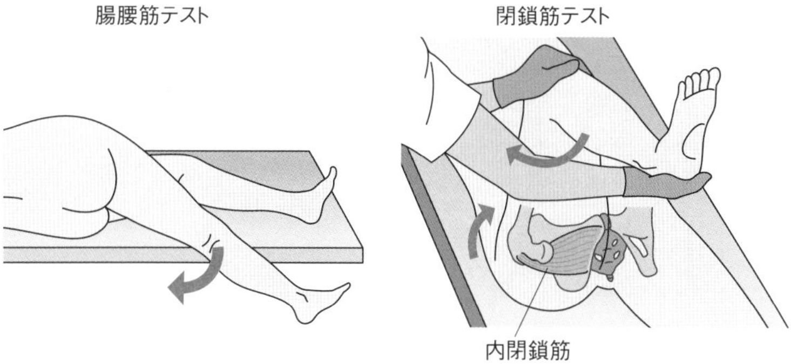

図　腸腰筋テストと閉鎖筋テスト

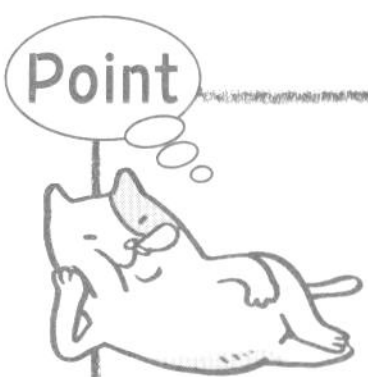

虫垂炎（ちゅうすいえん）　**必ず**（かならず）**鑑別**（かんべつ）　**腹痛患者**（ふくつうかんじゃ）

引用・参考文献

1)　坂本壮. 見逃せない救急・見逃さない救急 それって本当に胃腸炎？！ プライマリ・ケア：実践誌. 4（4）, 2019, 17-21.

2) Wagner, JM. et al. Does this patient have appendicitis? JAMA. 276（19）, 1996, 1589-94. PMID : 8918857.

3)　Murphy, J. Two thousand operations for appendicitis, with deductions from his personal experience. Am J Med Sci. 128, 1904, 187-211.

＊『ねころんで読める救急患者のみかた』p.50～53で「虫垂炎の一般的経過」、p146～148で「腹部大動脈瘤切迫破裂や異所性妊娠」について解説あり

2. 発熱なし、CRP 陰性なのに虫垂炎なの?!

(23 歳、男性)

先生、さっきの腹痛の患者さんの採血そろいましたよ。

お、どれどれ……CRP は上がってないね。

熱もないですし、虫垂炎っぽくはないですかね?

そうだね。腹痛からの嘔吐だったから一応考えはしたけど、まぁ違うでしょ。

んなことなぁい! 検査結果よりも Hi-Phy-Vi が大切だ!

はい? ふぁい? ばい?

虫垂炎の症状の出現順

虫垂炎はどのような症状の経過をとるのでしょうか。前項で述べたように嘔気・嘔吐よりも腹痛が先行するというのが最も大切ですが、一般的には表 1 の順をたどるとされます[1)]。必ずこれらの症状が認められるわけではありませんが、順番が逆になることはまれです[2)]。

これを見るとわかりますが、発熱や白血球増加は腹痛や嘔気・嘔吐の後に認められます。つまり、発熱がなくても、白血球の上昇がなくても虫垂炎は否定できないことがわかりますよね。

表１　虫垂炎の症状の出現順

①心窩部・臍周囲痛
②嘔気・嘔吐、食欲低下
③右下腹部痛
④発熱
⑤白血球増加

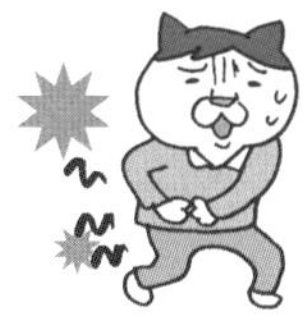

（文献１より）

CRPが高いと何らかの炎症が存在することが示唆され、腹痛患者、とくに右下腹部痛の患者さんでは虫垂炎を疑う１つのヒントにはなりますが、虫垂炎に特異的なものではなく、また、発症からの時間経過に応じた結果の解釈が必要です。

また、痛みに対してNSAIDs（ロキソニン®など）やアセトアミノフェン（カロナール®など）などの鎮痛薬を自己判断で内服している患者さんも多く、それがゆえに発熱が認められないこともあります。定期内服薬以外に市販薬、さらには以前に処方された薬、家族や友人からもらった薬などを含め内服していないかも確認しましょうね。→ p.81〜83

虫垂炎らしいか否か：Alvarado scoreとは

目の前の患者さんが虫垂炎らしいか否か、どのように判断すればよいでしょうか。有名なスコアを紹介しておきましょう。それがAlvarado score（またの名をMANTRELS score）です（表２）[3]．15歳以上の急性虫垂炎疑いの患者さんが対象で、７点を超えると虫垂炎を強く疑うものです（７点以上で虫垂炎に対する感度81%、特異度74%）。

発熱や白血球の上昇が認められなくても、病歴や身体所見がすべて当てはまれば虫垂炎らしいことが、これからもわかりますね。

３点以下は低リスクで虫垂炎らしさは低いと解釈できますが、ここで注意点が１つあります。それは、現時点ではらしくなくても将来の陰性を保証しないということです。つまり、現時点では虫垂炎になりかけ、その後

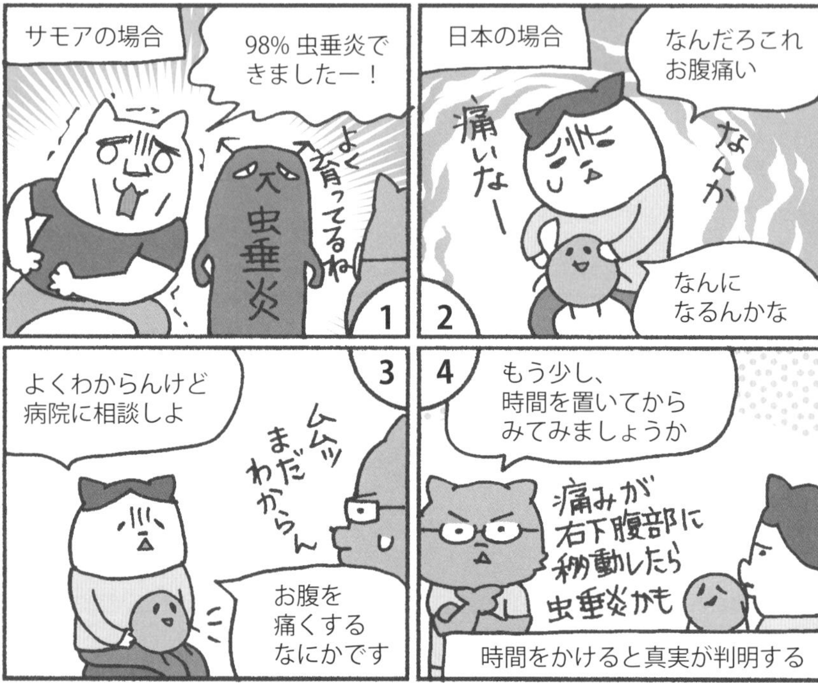
サモアの場合
98% 虫垂炎できましたー！
よく育ってるね
虫垂炎
1
日本の場合
なんだろこれお腹痛い
痛いなー
なんか
なんになるんかな
2
よくわからんけど病院に相談しよ
ムムッ
まだわからん
お腹を痛くするなにかです
3
もう少し、時間を置いてからみてみましょうか
痛みが右下腹部に移動したら虫垂炎かも
時間をかけると真実が判明する
4

表２　Alvarado score：虫垂炎らしいのか否か

Migration	心窩部，臍部痛から右下腹部痛へ	1
Anorexia	食欲低下	1
Nausea	悪心・嘔吐	1
Tenderness of RLQ	右下腹部痛	2
Rebound tenderness	反跳痛	1
Elevated temperature	発熱＞37.3℃	1
Leukocytosis	白血球＞10,000/μL	2
Shift of WBC	白血球左方移動	1

低リスク：0〜3点、中リスク：4〜6点、高リスク：7〜10点

（文献３より）

目の前の患者は虫垂炎らしいのか否か：MANTRELS score

虫垂炎へ発展する可能性は否定できないのです[4]。それなら点数に関係なく疑ったら全例CTを撮影すればいいじゃないか、そう考えるかもしれま

せんが、当然不用意な被曝は避ける必要がありますし、どこでも撮影可能ではないですよね。超音波を行うことで一歩診断には近づくかもしれませんが、病初期にはなかなか全例拾い上げることはできません。それではどうするべきなのでしょうか？

時間を味方につけよう

私は学生時代ラグビー部でした。なんだ突然、いやいやチョット聞いてください。近年日本のラグビーは強く、2019年のワールドカップは日本で開催され、私も現地で友人と観戦し最高の時間を過ごしました。南太平洋に位置するサモア、ここもまたラグビーが人気の国の1つですが、日本とはいつも接戦の見応えある試合を繰り広げます。

そんなサモアからの報告では、Alvarado scoreが5点を超えていると、虫垂炎の可能性は98%とほぼ確実であるとされています[5)]。しかしこれには理由があります。この報告、よくみると来院時に患者さんの98.8%が右下腹部痛を認めています。つまり、サモアではある程度症状が完成してから受診していることが示唆されます。それに対してわが国ではどうでしょうか。医療アクセスが非常によく、病初期に来院することが多く、たとえその腹痛の原因が虫垂炎であったとしても右下腹部痛を認めないことも少なくありません。疑って右下腹部を中心に診察することは重要ですが、どうしたって初期には症状が釈然としないことはあるものです。そのようなときには虫垂炎を安易に否定するのではなく時間を味方につけ対応するようにしましょう。

「今の時点では虫垂炎らしさは低いですが、この後この辺り（McBurney点）に痛みが移動する場合や痛みが強くなる場合には詳しい検査をしましょう」などと患者さん、家族へ説明し、経過を診て判断するとよいでしょう。

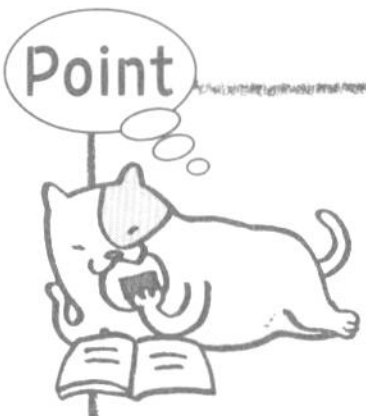

虫垂炎

安易に除外せず

時間を味方に

引用・参考文献

1) 坂本壮．“時間軸を意識して聴取を”．ねころんで読める救急患者のみかた：ナース・救急救命士・研修医のための診療とケア．大阪，メディカ出版，2020，51.
2) Cope, Z. The early diagnosis of the acute abdomen. 14th ed. Oxford, Oxford University Press, 1972, 222p.
3) Alvarado, A. A practical score for the early diagnosis of acute appendicitis. Ann Emerg Med. 15 (5), 1986, 557-64. PMID : 3963537.
4) McKay, R. et al. The use of the clinical scoring system by Alvarado in the decision to perform computed tomography for acute appendicitis in the ED. Am J Emerg. Med. 25 (5), 2007, 489-93. PMID : 17543650.
5) Pifeleti, S. et al. Sensitivity and specificity of the Alvarado Score for the timely differential diagnosis of acute appendicitis for a case series in Samoa. Ann Med Surg (Lond). 73, 2022, 103219. PMID: 35079363.

Column

腹痛の鑑別にも ACS を！

胸痛であれば誰もが ACS（acute coronary syndrome、急性冠症候群）を鑑別に挙げ対応すると思いますが、腹痛ではどうでしょうか？ 心窩部痛と言われれば考えるかもしれませんが、上腹部痛と言われたら意外と鑑別から漏れてしまうのではないでしょうか。腹痛をきたす他の具体的疾患が想起できる場合や、慢性経過の場合には過度に心配する必要はありませんが、急性発症の腹痛の場合には一度は ACS を考えることをオススメします。

STEMI（ST [-segment] elevation myocardial infarction、ST 上昇 [型] 心筋梗塞）患者の 5 人に 1 人は胸痛以外の主訴で受診します。高齢者では心電図の閾値を下げ対応するのでしたね。覚えてますか？（2 章胸痛編「2．心電図が正常だから心筋梗塞は否定的？！」p.40 参照）

3.Hb 正常値なのに消化管出血なの?!

(54 歳、男性)

先生、さっきの腹痛の患者さんの採血結果出ましたよ。

Hb の低下はなさそうだね。心窩部痛で便が黒いっていうから上部消化管出血かなって思ったんだけどなぁ。

Hb12 もあれば問題なさそうですね。

そうだね。まぁ明日消化器内科の外来を受診してもらおう。

No！ Hb の単位を知らないのかぁ！

え？ 単位？ そこから……。

上部消化管出血らしい所見とは

吐血を認めれば誰もが上部消化管出血を考えると思いますが、必ずしも認めるわけではありません。それでは、吐血以外に上部消化管出血を疑うサインにはどのようなものがあるのでしょうか。

上部消化管出血の既往、黒色便、50 歳未満、肝硬変の既往あり、BUN/Cre ≧ 30、この辺りは押さえておきましょう。とくに、黒色便、50 歳未満、BUN/Cre ≧ 30 のうち 2 項目以上に該当すれば、90% 以上が上部消化管出血と報告されています[1)]。心窩部痛や上腹部痛を主訴に来院した患者さんで、これらの因子を併せもっている方では、上部消化管出血を鑑別に挙げ、らしさを評価する必要があります。

ちなみに、上部消化管出血患者の50%は吐血を認めません。また下血のみを認める症例が20%程度存在します。また黒色便が一般的ですが、急性の出血では鮮血便を認めることもあります。

非静脈瘤性上部消化管出血のリスクとは

食道静脈瘤などの静脈瘤性上部消化管出血は、一般的に肝硬変患者に認められ、緊急性が高いですが、頻度が高いのは非静脈瘤性です。それでは、非静脈瘤性上部消化管出血の原因は何でしょうか。

上部消化管出血の原因として頻度が高いのは、胃潰瘍、十二指腸潰瘍などの消化性潰瘍です。関与する因子としては、*Helicobacter pylori*、NSAIDs、抗血栓薬が挙げられます。*Helicobacter pylori* は除菌により減少傾向にありますが、薬剤の使用頻度は多く、内服薬は必ず確認する必要があります※。

※内服薬は処方薬以外も確認しましょう。市販薬、以前処方された薬、家族や友人からもらった薬を内服していることもありますからね。みなさんも頭が痛くてNSAIDsをもらったことありますよね？！ ➡ p.81～84

Hb値の単位は？

腹痛の患者さんのHb値が12（g/dL）だった場合は、上部消化管出血ではなさそうでしょうか。そんなことはないですよね。“g/dL”ですから濃度です。血液は体重のおよそ1/13（L）存在するわけですが、例えば1L出血したとしても血の濃さ自体は変わりませんよね。もちろん時間が経てば徐々に薄まるイメージで数値も下がってきますが、急性の出血では直後の数値はそれほど大きくは動きません。

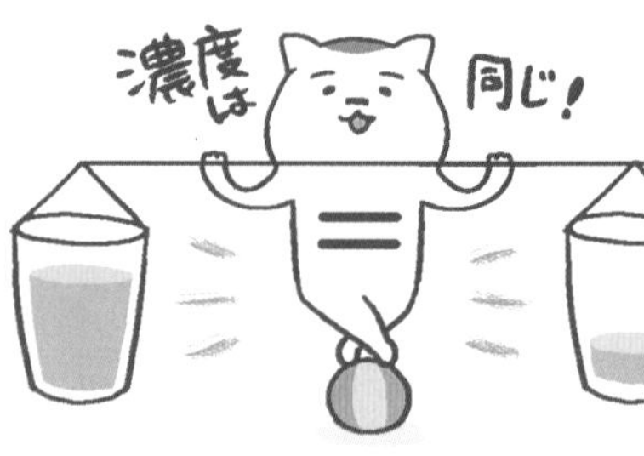

Hb 値の明らかな低下が認められれば、貧血の原因として頻度の高い消化管出血を考えると思いますが、たとえ正常値であっても否定できないのです。上部消化管出血が原因でショックとなる症例も少なくありません。初期対応のポイントはバイタルサインの適切な解釈です。収縮期血圧のみで判断するのではなくショックインデックス（脈拍 / 収縮期血圧）、脈圧、呼吸数などがポイントでしたね。おっとこれらも『ねころんで読める救急患者のみかた』の第１章バイタルサイン編にバッチリ記載してあるので、忘れてしまった方は読み直してくださいね。➡ p.7～48

Point

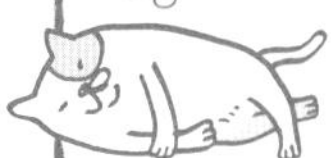

ヘモグロビン

単位(たんい)は濃度(のうど)

重(おも)きはバイタル

引用・参考文献

1） Witting, MD. et al. ED predictors of upper gastrointestinal tract bleeding in patients without hematemesis. Am J Emerg Med. 24 (3), 2006, 280-5. PMID : 16635697.

Column

悪性腫瘍の可能性を忘れずに

症状の原因が悪性腫瘍ということは、高齢者が多い救急外来では珍しいことではありません。消化性潰瘍に伴う吐血かと思ったら胃がんからの出血であった、虚血性腸炎による血便かと思ったら大腸がんからの出血であった、細菌性肺炎による呼吸困難かと思ったら肺がんだった、脳梗塞かと思ったら脳腫瘍だった……などなど、時に経験します。

原因が悪性腫瘍か否かは予後に大きく影響します。初療時には詳細な評価が困難なこともあるため、病状説明の際には注意が必要です。安易な楽観的コメントはNG ですよ。

4. 尿潜血陽性なのに尿管結石じゃないの?!

（60歳、男性）

先生、さっきの腹痛の患者さん尿潜血陽性ですね。

あ、やっぱり。尿管結石でよさそうだね。

坐薬使います？

そうだね。尿管結石はめちゃくちゃ痛いだろうからね。

No！ そんな対応がイタい！

え？ どこが？ ううう、頭が痛い……。

尿路結石の疫学

尿路結石は上部尿路結石（腎結石、尿管結石）と、下部尿路結石（膀胱結石、尿道結石）に分類されますが、上部尿路結石が全体の96％を占めます。上部尿路結石の男女比は2.2：1、下部尿路結石の男女比は4.6：1と男性に多いのが特徴です[1]。

好発年齢は、上部尿路結石は男性では40歳代がピーク、女性では50歳代以降に多く、下部尿路結石は高齢者に多いです[1]。

救急外来では、尿管結石による痛みで来院する方が多いですが、高齢者では安易に尿管結石と判断せず鑑別疾患を意識した対応が必要となります。

尿管結石らしい痛がり方

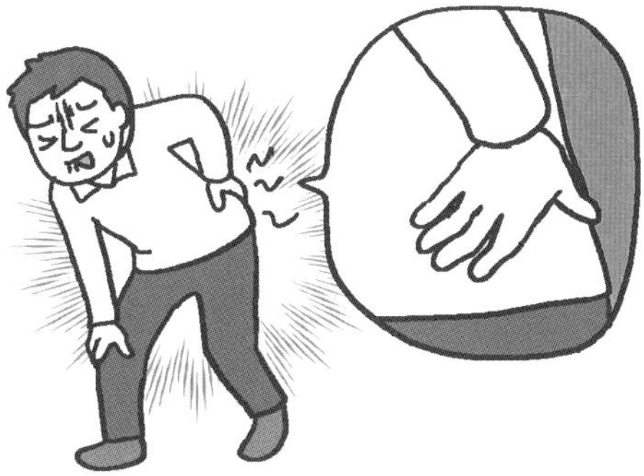

中年男性が急性発症の側腹部痛で身の置き所がなく苦しんでいる、尿管結石のイメージはこんな感じですよね。幸い私は尿管結石の痛みを味わったことはありませんが、多くの尿管結石患者を診ていると、皆つらそうです。なかには冷や汗をかいている方もいて、これはもう命に関わるまずい疾患なのではないかと思うほどです。

尿管結石であるならば速やかにNSAIDsの坐薬などで除痛を図ればよいのですが、尿管結石らしい痛みを生じる他の疾患も、必ず考え対応する必要があります。具体的にどのような疾患を考えるべきでしょうか？

尿管結石？ と思ったら考える疾患

尿管結石の鑑別疾患を把握しておきましょう（表1）[2]。このなかでもとくに意識しておくべき疾患を表2に示します。

腹部大動脈瘤（abdominal aortic aneurysm；AAA）は初診時に30％以上が見逃され、誤診の最多疾患が尿管結石なのです[3]。50歳以上の高血圧の指摘のある男性、とくに喫煙者では、尿管結石らしいと思っても必ずAAAを考慮するようにしましょう。その他、表2の疾患は一度は考えHi-Phy-Viを評価してくださいね。

尿管結石らしいか否か：CHOKAI scoreをチェック！

みなさん、鳥海山をご存じでしょうか。山形県と秋田県の県境にある標

表１　尿管結石の鑑別疾患

心血管	急性冠症候群、大動脈解離、腹部大動脈瘤、腎梗塞、腎静脈塞栓症、腸管虚血
腎臓	腎盂腎炎、乳頭壊死、腎細胞がん、腎梗塞、腎出血
尿管	血餅、狭窄、腫瘍
膀胱	膀胱腫瘍、膀胱炎
消化管	胆石発作、腹膜炎、消化管穿孔、虫垂炎、鼠径ヘルニア、憩室炎、悪性腫瘍、腸閉塞
女性器	異所性妊娠、PID※、卵巣嚢腫、卵巣茎捻転、子宮内膜症
男性器	精巣捻転、精巣上体炎
その他	薬剤性、帯状疱疹、後腹膜血腫・膿瘍・腫瘍

※ PID：pelvic inflammatory disease（骨盤内炎症性疾患）

（文献２より改変）

表２　尿管結石？ と思ったら必ず鑑別すべき疾患

①腹部大動脈瘤（切迫）破裂
②心筋梗塞、大動脈解離
③卵巣捻転／精巣捻転
④異所性妊娠
⑤腎梗塞、腎出血など

高 2,236m の山です。その名が付いた尿管結石らしさを見積もるスコアがあります（表３）。7 項目からなり、6 点以上で感度 91.1%、特異度 94.1% と報告され、その後の報告でも有用性が示されています[4, 5]。以前は STONE score（表４）が有名でしたが、日本人に対して使用するのであれば、CHOKAI score がオススメです（STONE score は人種で大きく点数が異なる）[6]。

ちなみに、CVA 叩打痛※は有名ですが、これ単独では尿管結石か否かの判断には役立ちません[7]。

※ CVA：costovertebral angle（肋骨脊椎角）

尿検査よりも超音波

CHOKAI score において超音波所見と尿検査所見の点数が高く設定さ

表3　CHOKAI score

項目	点数
①嘔気または嘔吐	1
②超音波で水腎症あり	4
③尿潜血陽性	3
④尿管結石の既往	1
⑤男性	1
⑥ 60 歳未満	1
⑦疼痛持続時間が 6 時間未満	2

6 点以上
感度：91.1%
特異度：94.1%
陽性尤度比：15.49

（文献 4 より）

表4　STONE score

目の前の患者は尿管結石か否か

	0 点	1 点	2 点	3 点
Sex	女性	ー	男性	ー
Timing	24 時間以上	6～24 時間	ー	6 時間未満
Origin	黒人	ー	ー	その他
Nausea	なし	嘔気のみ	嘔吐あり	ー
Erythrocyte	なし	ー	ー	あり

合計点数	尿管結石の可能性
0～5 点（low risk）	9.2%
6～9 点（moderate risk）	51.3%
10～13 点（high risk）	88.6%

（文献 6 より）

れていますが、超音波のほうがより重要です。なぜなら、尿潜血は表 2 に挙げた鑑別疾患でも陽性となることは珍しくありません（陽性だからといって尿管結石とは限らない）。それに対して、超音波で水腎症を認め、さらにそのついでに大動脈を確認し大動脈瘤が存在しないこと、また FAST（Focused Assessment with Sonography for Trauma）を施行し、腹腔内の出血を認めないことが確認できれば、かなり尿管結石らしいと判断できます。

「尿管結石？」と思ったら、パッと超音波を当ててスパッと判断しましょう。その場で判断できればすぐに対応できますからね。

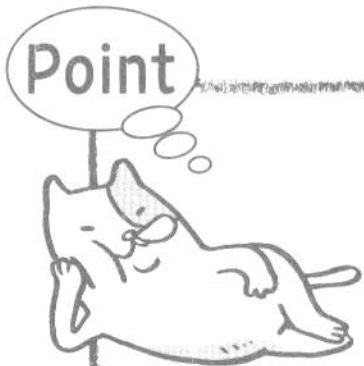

結石か？
尿検査よりも
超音波

引用・参考文献

1） Sakamoto, S. et al. Chronological changes in the epidemiological characteristics of upper urinary tract urolithiasis in Japan. Int J Urol. 25（4）, 2018, 373-8.
2） Tintinalli, JE. et al. Tintinalli's Emergency Medicine : A Comprehensive Study Guide. 9th ed. New York, McGraw-Hill Education, 2019, 2114p.
3） Azhar, B. et al. Misdiagnosis of ruptured abdominal aortic aneurysm : systematic review and meta-analysis. J Endovasc Ther. 21（4）, 2014, 568-75. PMID : 25101588.
4） Fukuhara, H. et al. Internal validation of a scoring system to evaluate the probability of ureteral stones：The CHOKAI score. Am J Emerg Med. 35（12）, 2017, 1859-66. PMID : 28633903.
5） Fukuhara, H. et al. External validation of the CHOKAI score for the prediction of ureteral stones : A multicenter prospective observational study. Am J Emerg Med. 38（5）, 2020, 920-4. PMID : 31337599.
6） Moore, CL. et al. Derivation and validation of a clinical prediction rule for uncomplicated ureteral stone : the STONE score : retrospective and prospective observational cohort studies. BMJ. 26, 2014, 348 : g2191. PMID : 24671981.
7） Higuchi, H. et al. Evaluation of the usefulness of costovertebral angle tenderness in patients with suspected ureteral stone. J Gen Fam Med. 24（1）, 2023, 56-8. PMID : 36605912.

Column

尿管結石にアセトアミノフェン?!

尿管結石の痛みは時に激烈で、患者さんは「とにかく早く痛みを取り除いてくれ」と訴えます。そんなときにみなさんは鎮痛薬として何を選択するでしょうか。なんとなくアセトアミノフェンの点滴をオーダーしていないでしょうか。静注薬を使用するとなると、まずルートを確保して……、と時間がかかります。ってことで、そうです、坐薬がいちばんですよね。ジクロフェナクナトリウムなどのNSAIDs坐薬を使用しましょう[1)]。

エコーで尿管結石らしいと判断できたら、NSAIDsが使いづらい患者さん（慢性腎臓病や妊婦、アスピリン喘息など）でなければ、その時点でNSAIDs坐薬を使用するとよいでしょう。

アセトアミノフェンは抗炎症作用がなく、報告によっては一定の効果はあるようですが、NSAIDs坐薬に勝るものではなく、第一選択とはなりません。基本的にはすぐに対応可能で効果発現の早い坐薬を用い、使用できない場合の次の一手としてアセトアミノフェンを使用するとよいでしょう[2, 3)]。おっと、ブチルスコポラミン臭化物（ブスコパン®）なんて使っちゃダメよ。

引用・参考文献

1) Pathan, SA. et al. A Systematic Review and Meta-analysis Comparing the Efficacy of Nonsteroidal Anti-inflammatory Drugs, Opioids, and Paracetamol in the Treatment of Acute Renal Colic. Eur Urol. 73 (4), 2018, 583-95. PMID : 29174580.
2) Zhili, X. et al. Comparing the analgesic effect of intravenous paracetamol with morphine on patients with renal colic pain : A meta-analysis of randomized controlled studies. Am J Emerg Med. 38 (7), 2020, 1470-4. PMID : 32349890.
3) Pathan, SA. et al. What is the best analgesic option for patients presenting with renal colic to the emergency department? Protocol for a systematic review and meta-analysis. BMJ Open. 7 (4), 2017, e015002. PMID : 28473517.

5. 皮疹がないのにアナフィラキシーなの?!

(48 歳、男性)

先生、さっきの腹痛の患者さんの原因わかりました？

いやぁ……、わかんないんだよね。血圧も低めだし何かあると思うんだけどさ。エコーでもよくわからなくて。

嘔吐もありましたよね。CT 撮ります？

そうだね。

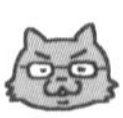
発症様式は確認したかい？ 何かを摂ったあとでは？

え？ 何か？！

アナフィラキシーの症状

みなさん、アナフィラキシーの症状を覚えているでしょうか？ アナフィラキシーというとじんましんのような皮膚症状を認め、それに加えて喘鳴などの呼吸器症状や血圧低下などの循環器症状を伴うイメージかもしれませんが、もう1つ覚えておくべき症状が腹痛などの消化器症状です（表）[1]。“急性発症の消化器症状では一度はアナフィラキシーの可能性を考える”、これを覚えておくといつか救われる日が来るでしょう（たぶん

表　アナフィラキシーの症状と頻度

皮膚症状		**90%**
	じんましん、血管運動性浮腫	85～90%
	顔面紅潮	45～55%
	発疹のないかゆみ	2～5%
呼吸器症状		**40～60%**
	呼吸困難、喘鳴	45～50%
	喉頭浮腫	50～60%
	鼻炎	15～20%
循環器症状	めまい、失神、血圧低下	30～35%
腹部症状	嘔気、下痢、腹痛	25～30%
その他	頭痛	5～8%
	胸痛	4～6%
	痙攣	1～2%

（文献 1 より）

ね）※。

もう１つ覚えておいてほしいこと、それは皮膚症状を認めないこともあるということです。淡い紅斑などは疑って探しにいかなければ見落としてしまいます。蛍光灯の下では見やすい皮疹も、常夜灯のようなオレンジ色の光では、認識するのが難しいこともあるでしょう。

病歴聴取を正確に行うことができ、全身状態が比較的良好である症例ではアナフィラキシーを認識するのに困ることは少ないですが、なんだかよくわからないショックや、意識障害、呼吸困難を伴う症例では、皮疹やかゆみを患者さんみずからが訴えないこともあるため、表の症状を理解し「もしかしたらアナフィラキシーかも」、と疑う入り口を複数もっておく必要があります。

※ “急性発症の消化器症状”では、アナフィラキシーともう１つ、中毒も覚えておきましょう。ニラとスイセンを誤食して引き起こされるアルカロイド中毒、和歌山毒物カレー事件で有名なヒ素中毒などなど、中毒は忘れたころに遭遇しますから。

アナフィラキシーの原因は？

原因は多岐に渡りますが、食物や蜂毒、そして薬剤は頻度が高く必ず確認する必要があります。甲殻類など既存のアレルギーが判明している場合や、蜂に刺されたなどの場合には原因を患者さんみずからが訴えてくれることも多いですが、薬剤の場合には「まさか薬でアレルギーなんて……」と考えている患者さんは多く、こちらから疑って聞かなければ教えてくれないこともあるものです。抗菌薬やNSAIDs（ロキソニン®、ボルタレン®など）などは頻度が高いため必ず確認しましょう。

アナフィラキシーの治療：アドレナリン一択

アナフィラキシーと判断したら治療はアドレナリン、これで決まり！です。他に選択肢はありません。アドレナリン投与量は、成人であれば0.5mg、投与経路は筋注、投与部位は大腿外側ですね[2]。

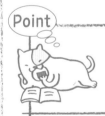

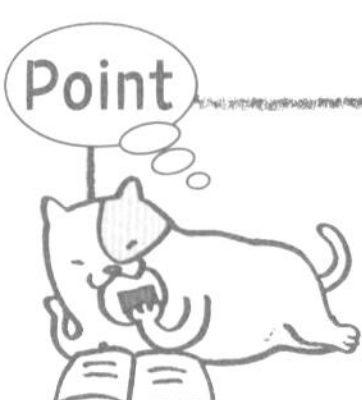

急性の 消化器症状 アナフィラキシー

引用・参考文献

1） Joint Task Force on Practice Parameters ; American Academy of Allergy, Asthma and Immunology ; American College of Allergy, Asthma and Immunology ; Joint Council of Allergy, Asthma and Immunology. The diagnosis and management of anaphylaxis : an updated practice parameter. J Allergy Clin Immunol. 115（3 Suppl 2）, 2005, S483-523. PMID : 15753926.

2） 日本アレルギー学会．アナフィラキシーガイドライン 2022．（https://www.jsaweb.jp/uploads/files/Web_AnaGL_2023_0301.pdf（2023 年 4 月閲覧）．

6. 皮疹がないのに帯状疱疹なの?!

（71 歳、女性）

先生、さっきの腹痛の患者さんの原因わかりました？

いやぁ……、わかんないんだよね。結構痛がっているから何かあると思うんだけどさ。エコーでもよくわからなくて。

痛みの波もありそうでしたよね。

そうだね。

背中ももちろん確認したよね？ まぁあれがなくてもあれなんだろうなぁ。

え？ 背中？ あれっていったい？！

高齢者に多い帯状疱疹

帯状疱疹の原因は、脊髄後根神経節に潜伏感染した水痘・帯状疱疹ウイルス（varicella zoster virus；VZV）です。これが免疫力の低下などによって再活性化して引き起こされます。

帯状疱疹は約 3 人に 1 人は、一生のうちに一度は罹患する非常にコモンな疾患です[1)]。帯状疱疹の最大のリスクは加齢であり、高齢者において患者数の著明な上昇を認め、85 歳以上では 50% もが罹患するとされます[2)]。

胸部や頭部（とくに三叉神経領域）、腰部、頸部に発症することが多いですが、仙骨神経領域や四肢などどこでも起こることから、高齢者が痛みを訴えている場合には、必ず鑑別に挙げ患部を直視し評価する必要があり

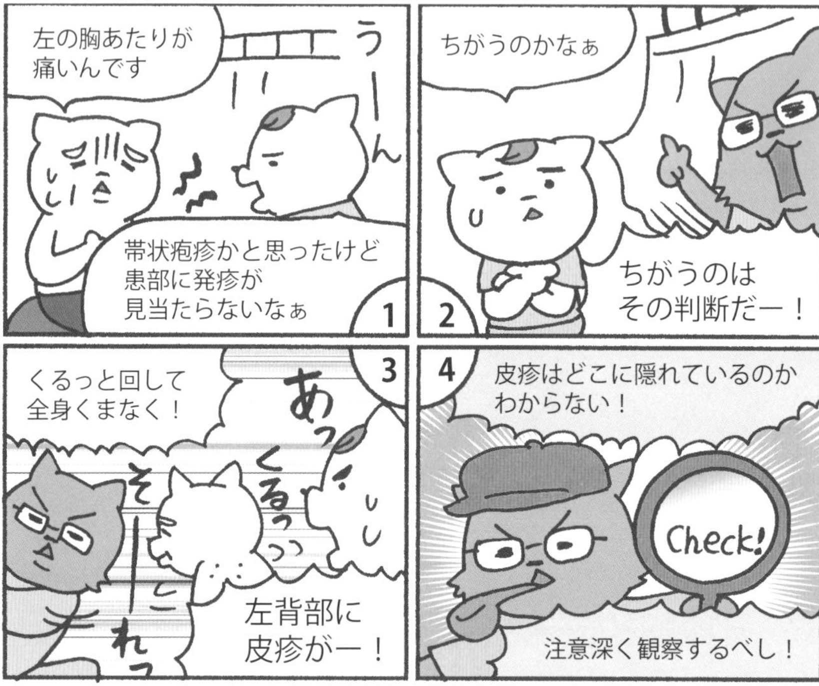
左の胸あたりが
痛いんです
うーーん
帯状疱疹かと思ったけど
患部に発疹が
見当たらないなぁ
1
2
ちがうのかなぁ
ちがうのは
その判断だーー！
3
くるっと回して
全身くまなく！
あっ
くるっっっ
そーーれっ
左背部に
皮疹がー！
4
皮疹はどこに隠れているのか
わからない！
Check!
注意深く観察するべし！

ます。

帯状疱疹の皮疹と疼痛

“帯状疱疹”と検索し、画像を確認すると多数の典型的な写真がヒットします（目に焼きつけておきましょう）。このような神経支配領域に一致した紅斑、水疱を示す場合には診断は容易ですね。

しかし、痛み（その他、知覚異常、掻痒感など）が皮疹に先行することから、発症早期に受診することが多い救急外来では、疼痛部位に一致した皮疹が確認できないこともあります。一生懸命探しても皮疹が一切認められないこともありますが、少なくとも疼痛部位の神経支配領域を中心として全身の皮膚所見は確認するようにしましょう※。

左前胸部痛を認め、そこには皮疹を認めなかったものの左背部には典型的な皮疹が……そんなこともありますからね。

その他、顔面麻痺、尿閉、便秘、上肢が挙上できない、などを主訴に来院することもあります。細かいことは今回は覚えなくてOKですが、とにかく疼痛部位をきちんと目視し、サインを見逃さないようにしましょう。

※播種性帯状疱疹は複数箇所に皮疹を認め、この場合には空気感染するため個室管理が必要であったり、点滴での治療が行われるんでしたね。➡ p.141～145

帯状疱疹の痛みの特徴

帯状疱疹の痛みはピリピリする、ズキズキするなどと表現されます。ぐぅっと引っ張られるような痛みと表現される方も多いですね。また、アロディニア（allodynia、異痛症）を伴うこともあります。アロディニアは、通常では痛みとして認識しない程度の接触や軽微な圧迫、寒冷などの非侵害性刺激が痛みとして認識されてしまう感覚異常のことで、洋服がすれただけで痛いなどと訴えるのが典型的です。

現実には、心筋梗塞や虫垂炎などを疑わせる痛がり方で来院することもあり悩ましいことも多いですが、帯状疱疹を鑑別に挙げ発症様式や皮疹などに注目するとある程度は判断可能です。心電図などベッドサイドで必要性を判断できるものは行いますが、とりあえず採血、とりあえずCTの前にきちんと診察し評価するようにしましょう。

虫垂炎だと思って手術したら実は帯状疱疹、心筋梗塞だと思って緊急心臓カテーテル検査を行ったら帯状疱疹、本当にそんなことってあるんですよ。大先輩の外科医や循環器医から聞いた話です。私も急性腹症でマズい腹痛だろうなと思ったら、後に帯状疱疹であった症例も経験しました。実臨床では悩ましいことも多いですが、疑って診察するのとそうでないのとでは大違いですか

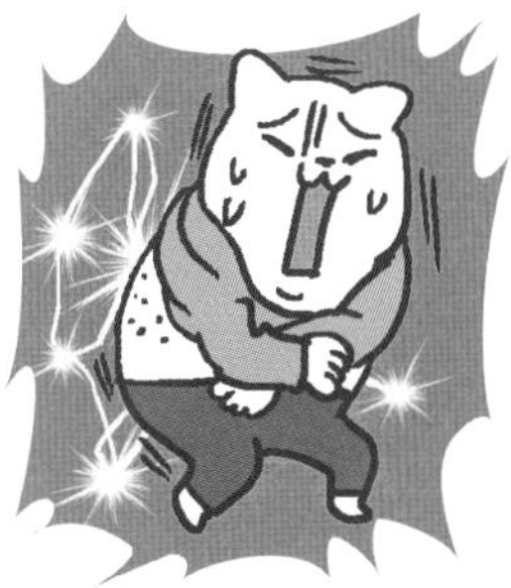

ら、そこんとこはお忘れなく。

時間を味方につけよう

「診察時に皮疹を認めないのであれば、どのように診断したらいいんだ！」って思いますよね。これは時間を味方につけるしかありません。

帯状疱疹の治療として、皮疹発症から72時間以内に抗ウイルス薬を1週間投与することが推奨されています。介入が遅れると帯状疱疹後神経痛へ移行するリスクが増してしまうため、毎日患部を確認し、皮疹を認めたら早期に受診してもらうように説明しましょう。高齢者などで理解が乏しい場合、患部が観察しにくい場合などは、本人だけでなく家族などサポートしてくれる方へも十分に説明し病状を理解してもらいましょうね。とりあえず鎮痛薬を処方して治らなかったら受診を、こんな対応はダメですよ。

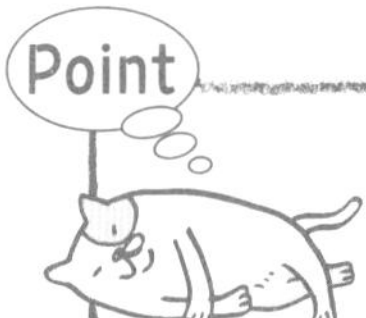

診察は　服を脱がせて　全身チェック

引用・参考文献

1) Schmader, K. Herpes Zoster. Ann Intern Med. 169 (3), ITC19-ITC31. doi: 10.7326/AITC201808070.
2) Cohen, JI. Clinical practice : Herpes zoster. N Engl J Med. 369 (3), 2013, 255-63. Doi :10.1056/NEJMcp1302674. PMID : 23863052. PMCID : PMC4789101.

Column その皮疹、本当に湿布のせい？

一般の外来をしていると高齢者が膝、腰、首、肩などの痛みのために湿布を希望することが非常に多いんです。痛みがあると、とりあえず湿布を貼る、そんな方は少なくないのです。

痛みのために湿布を貼り、その後貼付部位に皮疹が認められたらどのように考えるでしょうか？「あ、この痛みは帯状疱疹だったんだ！」、なんてことは考えず「湿布のせいでかぶれたのかな？！」、そう考えてしまうのです。帯状疱疹であった場合には、皮疹を認めてから早期に治療しなければ帯状疱疹後神経痛などの合併症の危険性が増してしまいます。患者さんが「湿布を貼ったとこがかゆくて……」などの主訴で来院した場合には、接触性皮膚炎などと安易に決めつけず、必ず「なんで湿布を貼ったのか」「帯状疱疹ではないか」、そんなことも考えるようにしましょうね。

7. 手術歴がないのに腸閉塞なの?!

(78 歳、女性)

先生、次の腹痛の患者さん、便が出てなくてつらそうです。嘔吐したら少し楽にはなったようですけど。

ん？ イレウス？ 手術歴あった？

手術歴はないみたいです。

ならイレウスじゃないかぁ。

ちゃんとズボンを下ろして確認した？ イレウスと腸閉塞の違いを知っているよね？！

え？ そんなところまで？！

イレウスと腸閉塞：似て非なるモノ

イレウスと腸閉塞の違いを知っていますか？

イレウスとは腸管麻痺によって腸の動きが悪い状態、すなわち物理的な閉塞はなく機能的な閉塞状態を指し、一方、癒着やがんなどによって物理的な閉塞がある場合は腸閉塞と定義されます。

一昔前までは、機械性イレウス、機能性イレウスなど、なんでもかんでもイレウスと呼んでいましたが、「従来の機械性イレウスはイレウスと呼ばず、腸閉塞と定義する」とわが国の『急性腹症診療ガイドライン 2015』でも明示されています[1)]。

イレウスは物理的な閉塞がなく、なんらかの影響で腸管の蠕動運動が停止した状態ですから、必ずその原因を探求する必要があります。腹膜炎かもしれませんし急性膵炎が原因かもしれません。その他、薬剤や小腸アニサキスなど原因は多岐に渡ります。イレウスは疾患名ではなく病態名ですからね。

腸閉塞の原因：癒着以外の原因を忘れずに確認

腸閉塞の原因は、腹部手術（とくに開腹手術）が最も多いですが、それ以外にも多々存在します。悪性腫瘍（大腸がん）、軸捻転、糞便、そして閉鎖孔ヘルニア（痩せた高齢女性でとくに注意）や大腿ヘルニア（中年以降の女性に多い）などが挙げられます。胆石による胆石性腸閉塞もまれですが遭遇します。

救急外来では、癒着を考えながらも、悪性腫瘍の可能性、ヘルニアの可能性も考え、Hi-Phy-Vi を確認するようにしましょう。実は数カ月前から食欲がなく体重が減少していたり、血便や、鼠径部の辺りに痛みや違和感があったり……、と疑って確認すると“らしい所見”に気づくことでしょう。

絞扼性“イレウス”ではなく絞扼性“腸閉塞”

腸閉塞は閉塞機転が存在するわけですが、血流障害を伴うものと、そうでないものに大別されます。血流障害を伴う絞扼性腸閉塞を見逃さないこと、これが極めて重要です。

“絞扼性イレウス”と呼ばれることもありますが、前述のとおりこれは今では誤った表現です。わかりますね？！

絞扼性か否かを見極めるために造影 CT を撮影することが多いかもしれませんが、大切なのは患者さんの症状、そしてバイタルサインです。画像で明らかな造影不領域など絞扼を示唆する所見がなくても、患者さんがめちゃくちゃ痛がっている、バイタルサインが不安定でショック徴候が認められる、こんな場合には絞扼などの腸管壊死に陥っている可能性があると考え対応したほうがよいでしょう。

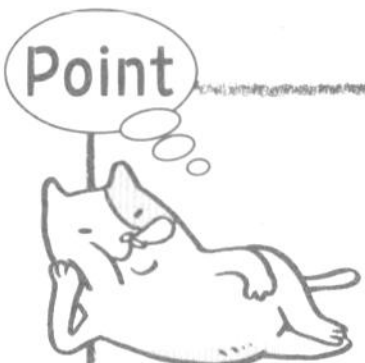

腸閉塞（ちょうへいそく）

鼠径部・癌（そけいぶ・がん）

必ず確認（かならずかくにん）

引用・参考文献

1) 急性腹症診療ガイドライン出版委員会編. 急性腹症診療ガイドライン2015. 東京, 医学書院, 2015, 188p.

Column

インスリン欠乏症状をチェック

腹痛の原因が糖尿病ケトアシドーシス（diabetic ketoacidosis；DKA）であることがあります。

DKA の臨床症状は、高血糖や脱水に伴う口渇、多飲、多尿、バイタルサインでは頻脈、頻呼吸などが代表的ですが、嘔気・嘔吐や腹痛などの消化器症状を認めることがあります。DKA の約 40％に腹痛を認めるという報告もあり、高血糖やアシドーシスによる腸管麻痺が関与していると考えられていますが、真の理由はわかりません[1)]。

DKA は 1 型糖尿病発症時やシックデイ、インスリン自己中断の際に生じることが多く、原因がはっきりしない腹痛やインスリン欠乏症状（口渇、多飲、多尿、体重減少）を認める場合には意識して対応するとよいでしょう。

SGLT-2 阻害薬内服中の患者さんでは正常血糖でも DKA が引き起こされることがあるため、血糖値がそれほど高くないからといって DKA を否定してはいけませんよ。この辺は自身で勉強しておいてくださいね。

とにかく、「DKA かも？！」と疑うことが大切です。"らしい所見"を認める場合には血糖値や血液ガスをパッと確認するとよいでしょう。

引用・参考文献

1） Umpierrez, G. et al. Abdominal pain in patients with hyperglycemic crises. J Crit Care. 17（1）, 2002, 63-7. PMID : 12040551.

Column

臍下ポッコリの原因は？

高齢者が腹痛を訴え、写真のような所見を認めたら「あ、尿閉だな」ってことはすぐにわかりますよね。臍の下がこんな感じで盛り上がっているのは膀胱内に尿が著明に溜まっている以外にありませんから。

尿閉は「尿が出ない」ことを主訴として救急外来を受診することが多いですが、患者さんが認知症など基礎疾患の影響で自身の症状を訴えられない場合や、受診のタイミングが遅い場合には、不穏や意識障害を主訴に来院することもあります。意識が悪いと血液検査や頭部 CT を行うことを優先しがちですが、尿閉の有無は腹部を診れば判断可能です。そしてエコーを当てれば瞬時に確定できますよね。

尿閉に至った原因（尿路感染や薬剤など）の検索も当然重要ですが、症状を早期に解消するために導尿をすぐに行いましょうね。

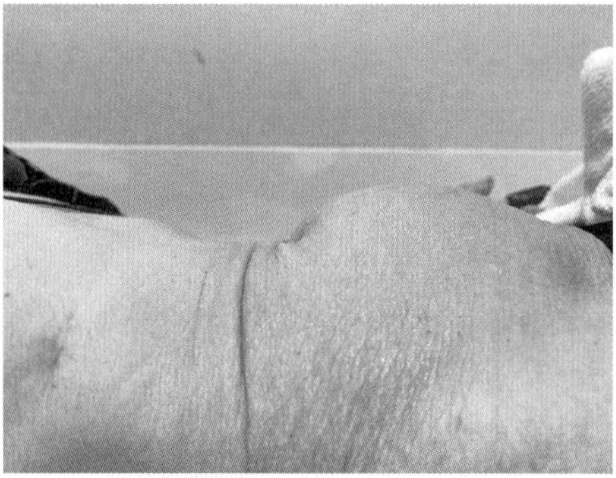

写真　尿閉の特徴的所見

8. アミラーゼ正常なのに膵炎なの?!

(54 歳、男性)

先生、次の腹痛の患者さん、結構お酒を飲むみたいですよ。

そうなんだ。メタボっぽいし膵炎かな。

アミラーゼは正常ですよ。

え?! なら違うかぁ〜。

違わなぁい! アミラーゼで判断するんじゃなぁい!

え? もうそんな時代に……。

急性膵炎の診断基準

以下の3項目中2項目以上を満たし、他の膵疾患および急性腹症を除外したものを急性膵炎と診断します[1]。

①上腹部に急性腹痛発作と圧痛がある

②血中または尿中に膵酵素[注]の上昇がある

③超音波、CT または MRI で膵に急性膵炎に伴う異常所見がある

注:膵酵素は膵特異性の高いもの(膵アミラーゼ、リパーゼなど)を測定することが望ましい。

急性膵炎の初発症状は表のとおりで、90% 以上の方が腹痛を認めます[2]。救急外来では上腹部に痛みがあり、膵酵素の上昇があると疑い、画像検査

表　急性膵炎の初発症状

初発症状	n
腹痛	2,704 (92.1%)
嘔吐	791 (27.0%)
発熱	497 (16.9%)
背部痛	491 (16.7%)
食欲低下	463 (15.8%)
腹部膨満感	305 (10.4%)
全身倦怠感	298 (10.2%)
黄疸	186 (6.3%)
下痢	123 (4.2%)
意識障害	64 (2.2%)
ショック	33 (1.1%)
その他	45 (1.5%)

（文献 2 より）

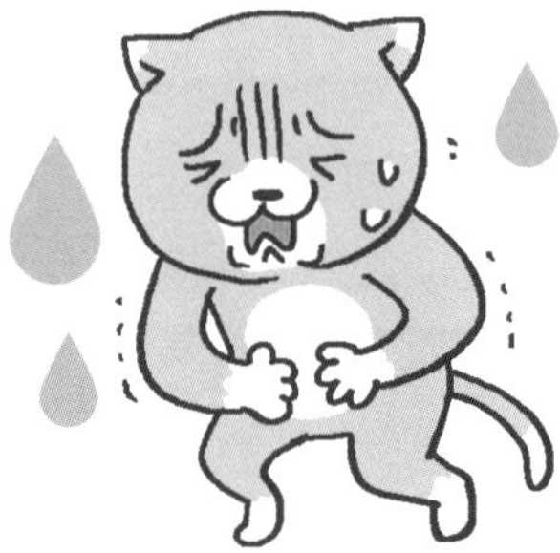

を施行し確定診断することが多いでしょう。

原因として男性ではアルコール、女性では胆石性が多いため、飲酒量が多い方（アルコール使用障害、アルコール依存症）や胆石が指摘されている方ではらしさが増しますね。また、急性膵炎を繰り返す方も一定数いるため、既往の確認も必須です。他の原因としては高脂血症、自己免疫性、膵がんなどがあります。

また、胸膝位（側臥位で膝を抱えた姿勢）が有名ですね。お腹を丸めているのが特徴的であるため、立位より坐位を好み、さらにお腹を抱えて丸まって座っている場合はらしい所見です。痩せ型よりもポッチャリ型が多いですね。

急性膵炎とアミラーゼ

膵酵素には、アミラーゼ、リパーゼ、エラスターゼ、トリプシンなどがありますが、膵特異性がある程度高く、実際の臨床現場で使用可能なのはアミラーゼとリパーゼです。

アミラーゼは古くから利用され普及していますが、膵臓由来以外に唾液腺由来のアミラーゼも存在し、また膵炎以外にも上昇することが珍しくありません（腎機能障害など）。そのため、急性膵炎の診断には、より膵臓に特異的な血中リパーゼの測定が推奨されています[1)]。リパーゼの測定が困難な場合にはアミラーゼを測定するとよいでしょう。

ちなみに、アミラーゼとリパーゼを同時に測定しても急性膵炎の診断精度は変わらないと報告されています[3)]。リパーゼが測定可能で迅速に結果が判明するのであれば、アミラーゼはオーダー不要でしょう。

Point

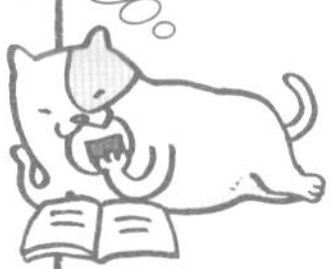

膵炎か？
アミラーゼでなく
リパーゼ

引用・参考文献

1) 急性膵炎診療ガイドライン 2021 改訂出版委員会編．急性膵炎診療ガイドライン 2021．第 5 版．東京，金原出版，2021，208p.
2) Masamune, A. et al. Clinical practice of acute pancreatitis in Japan : An analysis of nationwide epidemiological survey in 2016. Pancreatology. 20（4），2020, 629-36. PMID : 32409278.
3) Barbieri, JS. et al. Amylase testing for abdominal pain and suspected acute pancreatitis. J Hosp Med. 11（5），2016, 366-8. PMID : 27160507.

9. 発熱ないのに胆囊炎なの?!

(50歳、女性)

先生、次の腹痛の患者さん、胆石あるみたいです。

そうなんだ。じゃあ胆石発作かな。

胆囊炎ってことはないですか？

熱ないでしょ。なら違うよ。

違わなぁい！ エコー当てればいろいろわかるよ。

いまやエコーは聴診器のように……（苦手だ、どうしよう……）。

急性胆囊炎とは

「急性胆囊炎は胆囊に生じた急性の炎症性疾患。多くは胆石に起因するが、胆囊の血行障害、化学的な傷害、細菌、原虫、寄生虫などの感染、または膠原病、アレルギー反応など発症に関与する要因は多彩である」と定義されています[1)]。

原因の90〜95%は胆囊結石です[2)]。結石が嵌頓し胆囊管が閉塞、胆囊内の胆汁がうっ滞し、胆囊の粘膜傷害が起こり炎症性メディエーターの活性化が引き起こされます。

一般人口の約10%が胆石を保有しており、そのうち年間数%が急性胆管炎や胆囊炎を引き起こすため、胆石の有無は要チェックです。無石性胆嚢炎が10%程度存在するため、胆石がなくても否定できないのが難しいところですが、まずは典型例を理解しましょう。

急性胆嚢炎の診断基準

診断基準は表のとおりです[3]。腹痛以外に発熱、嘔気・嘔吐が典型的な症状ですが、発熱の感度は31〜62%と決して高くはありません[4]。胆嚢“炎”という名から発熱がないと想起しづらいかもしれませんが、虫垂炎同様、胆嚢炎も頻度が高く、初療の遅れが予後悪化に直結するため発熱の有無のみで判断するのはNGです。

ちなみに、急性胆嚢炎の死亡率は1%未満なのに対して、急性胆管炎は2.7〜10%程度です[1]。早期のドレナージなど急を要するのが胆管炎ですから、胆嚢炎を疑った際には同時に胆管炎の可能性はないかも必ず意識して対応するようにしましょう。この際も発熱がないからと安易に除外してはダメですよ。急性胆嚢炎、胆管炎の具体的な対応はガイドラインを参照してください[1]。

「ブルブルと ふるえていたら 血培だ」、覚えていますか？ 悪寒戦慄を認める患者さんでは、尿路感染症、そして胆道感染症を考えるのでしたね。これは、腹部所見が乏しい、またはとりづらい高齢者では非常に重要な事

表　急性胆嚢炎の診断基準

A. 局所の臨床徴候
A-1. Murphy' s sign A-2. 右上腹部の腫瘤触知・自発痛・圧痛
B. 全身の炎症所見
B-1. 発熱 B-2. CRP値の上昇 B-3. 白血球数の上昇
C. 急性胆嚢炎の特徴的画像検査所見
確診：Aのいずれか＋Bのいずれか＋Cのいずれかを認めるもの 疑診：Aのいずれか＋Bのいずれかを認めるもの

（文献3より）

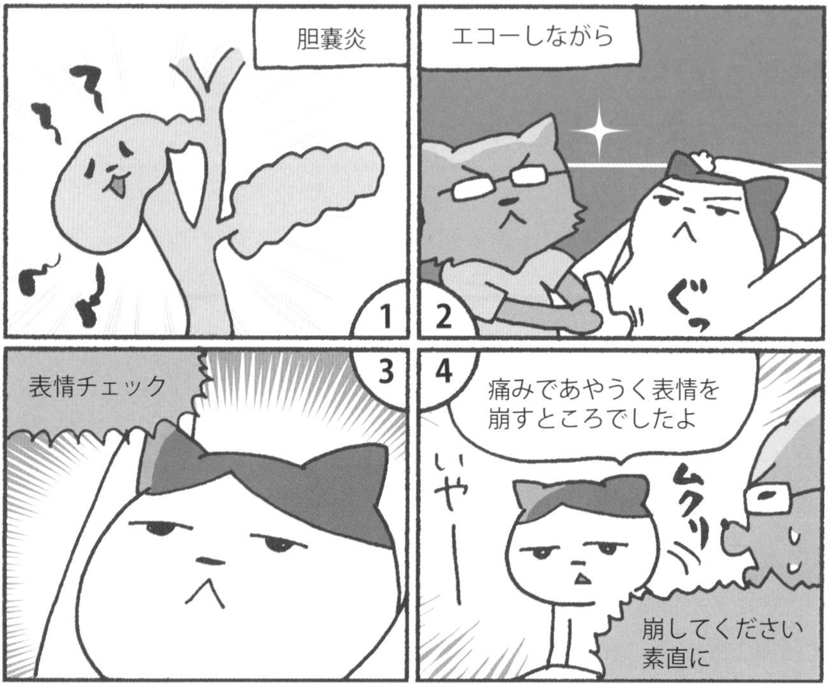
胆嚢炎
エコーしながら
ぐっ
表情チェック
痛みであやうく表情を
崩すところでしたよ
いやー
ムクリ
崩してください
素直に

項でした。それぞれ尿管結石や胆石によって閉塞機転が存在する場合には、重篤化しやすく早期にドレナージが必要です。"悪寒戦慄⇔尿路 or 胆道感染症"は意識しておくことをオススメします。➡ p.157～159

胆嚢壁肥厚がなかったら……

超音波検査で胆嚢壁肥厚（＞4mm）が認められれば胆嚢炎らしい所見といえます。胆嚢炎を疑ったものの、超音波で胆嚢の壁肥厚が認められない場合には、胆嚢炎ではないと判断するのではなく、その他の"らしい所見"を探す必要があります。

胆嚢腫大（長軸径＞8cm、短軸径＞4cm）、嵌頓胆嚢結石、デブリエコーが代表的です。あともう1つ覚えておきましょう。それが sonographic Murphy sign です[1)]。

Sonographic Murphy signは、エコープローブで胆嚢を軽く圧迫し疼痛が出現するかを診るもので、感度63%、特異度94%と報告されています[5)]。超音波を行う際は、表情を診ながら、"らしい所見"がないかどうかを確認しましょう。

急性胆嚢炎の再発率：二度あることは三度ある?!

急性胆嚢炎の既往があり、その際に胆嚢摘出術が行われれば再発の可能性はありませんが、保存的治療や経皮的胆嚢ドレナージ後などの場合には再発する可能性があります。

保存的治療後、あるいは手術待機中の再発率は19〜36%、経皮的胆嚢ドレナージ後の胆嚢摘出術非施行例では22〜47%です[1)]。これは結構高いですよね。患者さんが「以前の胆嚢炎のときと同じ症状です」と訴えたらおそらくは胆嚢炎でしょう。もちろん虫垂炎や急性腎盂腎炎など、他疾患との鑑別も行いながら判断していきますが、経験者の訴えは軽視せず対応したほうがよいですね。

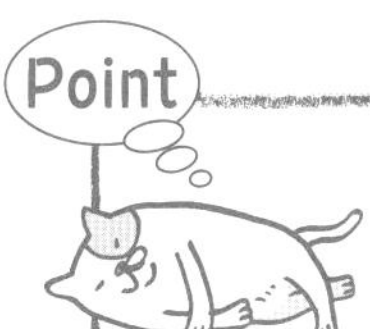

胆嚢炎（たんのうえん）

エコーしながら

表情チェック（ひょうじょう）

引用・参考文献

1) 急性胆管炎・胆嚢炎診療ガイドライン改訂出版委員会主催．急性胆管炎・胆嚢炎診療ガイドライン2018：TG18新基準掲載．第3版．埼玉，医学図書出版，2018，226p.

2) Gallaher, JR. et al. Acute Cholecystitis : A Review. JAMA. 327 (10), 2022, 965-75. doi :10.1001/jama.2022.2350. PMID : 35258527.

3) Yokoe, M. et al. New diagnostic criteria and severity assessment of acute cholecystitis in revised Tokyo Guidelines. J Hepatobiliary Pancreat Sci. 19 (5), 2012, 578-85. PMID : 22872303. PMCID :

PMC3429769.
4) Jain, A. et al. History, Physical Examination, Laboratory Testing, and Emergency Department Ultrasonography for the Diagnosis of Acute Cholecystitis. Acad Emerg Med. 24 (3), 2017, 281-97. PMID : 27862628.
5) Ralls, PW. et al. Prospective evaluation of the sonographic Murphy sign in suspected acute cholecystitis. J Clin Ultrasound. 10 (3), 1982, 113-5. PMID : 6804512.

Column

失神患者ではHEARTSを意識してHi-Phy-Viをチェック！

失神は危険な症候でしたね。「失神をあなどるなかれ！」、覚えていますか？
➡ p.61～64

失神の原因は、①心血管性失神（心原性失神）、②起立性低血圧、③反射性失神の3つに分類され、そのなかでも①心血管性失神を見逃さないことがとくに重要です。

心血管性失神の代表的なものは表のとおりです（HEARTSと覚えましょう）。それぞれ頭痛や胸痛、腹痛を主訴に来院することが多いのが現状ですが、発症時に失神を伴い、痛みを主訴に来院しないこともあります。失神患者では必ず表の疾患も意識してHi-Phy-Viを評価する癖をもちましょう。痛みの有無を確認すると、実は頭が……、胸が……、お腹が……という訴えや、下肢を診ると左下腿の腫脹がある（deep vein thrombosis；DVT［深部静脈血栓症］？）、血圧を左右比較すると差がある（大動脈解離？）、そんなことに気づくかもしれません。疑って所見を評価しなければ見落としてしまうので注意しましょうね。

表　心血管性失神：HEARTS

H	Heart attack (AMI)	急性心筋梗塞
E	Embolism (Pulmonary thromboEmbolism)	肺血栓塞栓症
A	Aortic dissection Abdominal Aortic Aneurysm Aortic stenosis	大動脈解離 大動脈瘤切迫破裂 大動脈弁狭窄症
R	Rhythm disturbance	不整脈
T	Tachycardia (VT)	心室頻拍
S	Subarachnoid hemorrhage	くも膜下出血

（文献1より）

引用・参考文献

1) 坂本壮．救急外来 ただいま診断中！ 東京，中外医学社，2015，34.

10. 腹痛なのに原因はあそこなの？！

（6 歳、男性）

先生、さっきの子、原因なんだったんですか？

いやぁ、お腹触ってもはっきりしなくてさぁ。

痛みは大丈夫そうだったんですか？

そうだね。エコーでも特別異常がなくて。胃腸炎かなぁ。

ちゃんとあそこも確認したんだろうね？！

え？ あそこって？！

腹部だけ診るのでは不十分！

みなさん、腹痛を主訴に来院した患者さんに対して、腹部の診察のみを行ってはいないでしょうか。もちろん腹部に原因があることが圧倒的に多いですが、これまで述べた心筋梗塞や帯状疱疹、さらにはヘルニアなどを考えると、腹痛だから腹部の診察のみを行えばよいのではなく、具体的な疾患を意識し、胸部や背部、鼠径部の診察も重要です。

それでは、今回の症例の原因はなんでしょうか。言われれば誰もが気づきますが意外と見過ごされてしまう、そう精巣捻転です。

本項では、精巣捻転、卵巣捻転の一般的事項を把握し、初診時に疑うことができるようにポイントを整理しておきましょう。

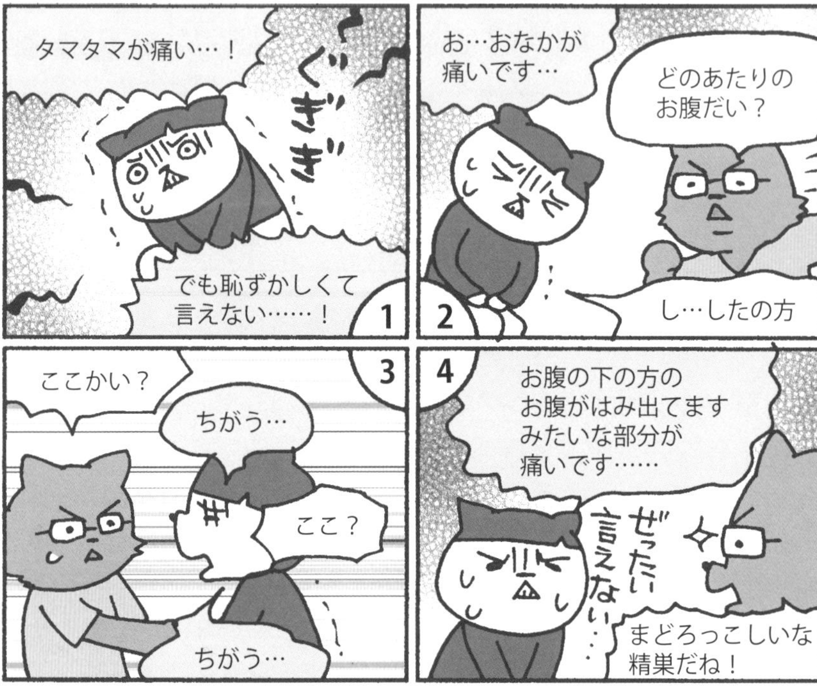
タマタマが痛い…！
ぐぎぎ
でも恥ずかしくて
言えない……！
1
お…おなかが
痛いです…
どのあたりの
お腹だい？
し…したの方
2
3
ここかい？
ちがう…
ここ？
ちがう…
4
お腹の下の方の
お腹がはみ出てます
みたいな部分が
痛いです……
ぜったい
言えない…
まどろっこしいな
精巣だね！

精巣捻転：小児～思春期の男児では必ず意識！

典型的な症状は精巣痛ですが、初期には腹痛のみのこともあること、そして精巣の痛みがあっても羞恥心から「お腹が痛い」と訴え精巣の痛みを訴えないこともあります。実際に精巣捻転の20％程度は腹痛を主訴に来院しており、鑑別に挙げて診察することができるかがkeyとなります[1、2]。

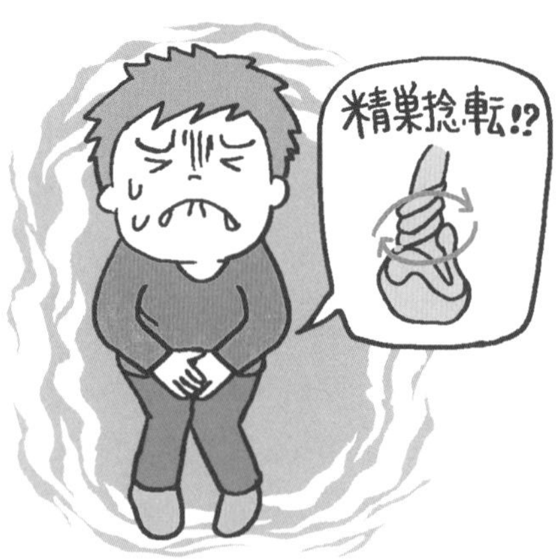
精巣捻転!?

精巣を救済するためには、早期の捻転解除が必要です。救急外来で早期に対応することができず帰宅の判断となると、再受診した際にはタイムリミットを過ぎていることがほとんどです。初診時に意識して診察する必要があるのです。

「小児～思春期の腹痛では精巣捻転を必ず考える」、このように覚えておくとよいでしょう。

卵巣捻転：女性を診たら○○を考えよ！

卵巣捻転は、腹痛、嘔気・嘔吐が一般的な症状です。胃腸炎と誤診しがちですが、これは胃腸炎の満たすべき条件を理解していれば大丈夫ですね。胃腸炎の場合には腹痛→嘔気・嘔吐ではなく、嘔気・嘔吐→腹痛が一般的でした。→ p.50～53 その他、虫垂炎や尿管結石とも誤診しがちです。

大切なことは「女性を診たら妊娠と思え」という有名な格言どおり、女性では常に妊娠の有無を意識しながら、陽性であれば異所性妊娠、陰性であっても付属器疾患、具体的には卵巣茎捻転、卵巣出血なども考えることです。

若年者における報告ですが、虫垂炎と比較すると腫瘤を触れる点、食思不振が認められない点が卵巣茎捻転らしい所見とされます。意識して確認してみましょう[3]。

小児では正常な卵巣であっても捻転することがあり安易な除外はNGです。

妊娠の有無に関する問診の仕方などは『ねころんで読める救急患者のみかた』を復習しておいてくださいね。→ p.94

卵巣茎捻転や精巣捻転は、対応が遅れると重症度が増すだけでなく妊孕性や生殖機能に関わるため、常に意識しておく必要があります。お忘れなく！

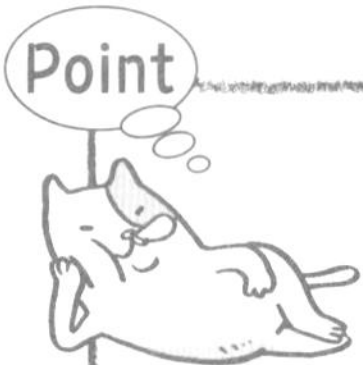

腹痛患者 精巣・卵巣 忘れるな

引用・参考文献

1） Mellick, LB. Torsion of the testicle : it is time to stop tossing the dice. Pediatr Emerg Care. 28（1）, 2012, 80-6. PMID : 22217895.
2） Halsey-Nichols, M. et al. Abdominal Pain in the Emergency Department : Missed Diagnoses. Emerg Med Clin North Am. 39（4）, 2021, 703-17. PMID : 34600632.
3） McCloskey, K. et al. Ovarian torsion among girls presenting with abdominal pain : a retrospective cohort study. Emerg Med J. 30（1）, 2013, e11. PMID : 22345311.

11. 原因がわかっていないのに鎮痛薬を使っていいの?!

（62 歳、男性）

先生、腹痛の患者さんなんですが、かなり痛そうなので痛み止め使えないですかね？

ん？ まだ原因わかってないからね。まぁ画像確認してからで大丈夫でしょ。痛み止め使っちゃうと所見もはっきりしなくなっちゃうから。

なるほどぉ。そういうもんですかぁ。

手術が必要か否か、外科の先生も腹部所見で判断するだろうからね。

じゃあ先生が痛みで苦しんでいても、原因がわかるまでは痛み止めを使わなくていいんだね！

え！ いや、それはつらい……。

痛み止めはいつ使用するべきか

「痛み止めを使用すると腹部所見がはっきりしなくなり判断に困る」、こんなことを言われた経験、みなさんはないですよね？！ 私が研修医だった頃にはそのように言われたことが少なからずありました（本当ですよ）。

患者さんは、痛みの原因を知りたいけれども、それよりも「とにかく早く痛みをとってくれ！」、それが本音ですよね。

現在では痛みを和らげるために、痛みに対する介入を早期に行うことが推奨されています。鎮痛薬を使用することで診断の精度は落ちないことが報告されており、「原因にかかわらず診断前の早期の鎮痛薬使用を推奨する」と、わが国の『急性腹症診療ガイドライン 2015』にも記載されています[1〜3)]。

痛みが緩和すれば、患者さんも診察に対して協力してくれるでしょう。痛いがゆえに十分な病歴聴取もできず、診察も十分に行えないのでは、お互いつらいですからね。痛みを可能な限り取り除き、Hi-Phy-Vi を十分評価しましょう。

アセトアミノフェン：適切な量を適切な投与速度で

急性腹症に対して救急外来で最も使用される鎮痛薬、それがアセトアミノフェンの点滴（アセリオ®静注液）ではないでしょうか。私が研修医の頃は存在しませんでした。うらやましい〜。便利な薬ではありますが注意点がいくつかあります。痛みを訴えている患者さんに対して、なんでもかんでもアセリオ®投与ではいけません。

①適切な投与量を

添付文書には以下のように記載されています。

「通常、成人にはアセトアミノフェンとして、1 回 300〜1,000mg を 15 分かけて静脈内投与し、投与間隔は 4〜6 時間以上とする。なお、年齢、症状により適宜増減するが、1 日総量として 4,000mg を限度とする。
ただし、体重 50kg 未満の成人にはアセトアミノフェンとして、体重 1kg あたり 1 回 15mg を上限として静脈内投与し、投与間隔は 4〜6 時間以上とする。1 日総量として 60mg/kg を限度とする」

アセトアミノフェンは解熱薬として使用することも多いですが、鎮痛効果を期待して使用する場合には、それなりの量をきちんと使用することが重要です。前述の添付文書に記載があるとおり、成人では体重が 50kg 程度であれば750mg/回、それ以上であれば1,000mg/回使用してよいでしょう。

②適切な投与スピードで

適切な量を15分で投与しましょう。ダラダラと時間をかけて投与してはいけません。みなさんも痛みはすぐに取り除きたいですよね。

③効果判定

アセトアミノフェンに限りませんが、静注で用いる鎮痛薬の効果は早期に現れます。経口のアセトアミノフェンの効果発現時間は30〜60分程度ですが、アセリオ®は15分程度です。投与終了後15分程度で痛みの程度を確認し、その後のアクションを判断しましょう。“15分で投与、15分後効果判定”です。

アセトアミノフェンで効果が得られない場合には、他の鎮痛薬を使用するのはOKですが、それと同時に必ず原因を再考しましょう。術後の癒着性腸閉塞だと思ったら実は絞扼性腸閉塞だった……、打撲だと思ったら肝損傷だった……、など除痛を図ることは非常に大切ですが、それと同時に原因検索をお忘れなく。

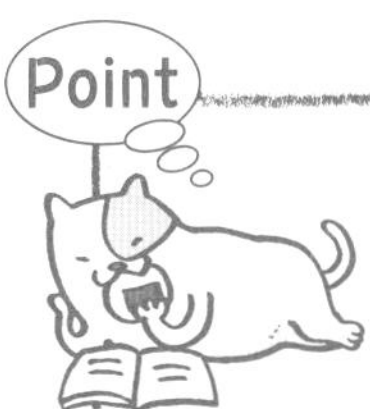

辛い痛み

早期に対応

効果を確認

引用・参考文献

1) Ranji, SR. et al. Do opiates affect the clinical evaluation of patients with acute abdominal pain? JAMA. 296 (14), 2006, 1764-74. PMID : 17032990.

2) Mousavi, SM. et al. The Effects of Intravenous Acetaminophen on Pain and Clinical Findings of

Patients with Acute Appendicitis ; A Randomized Clinical Trial. Bull Emerg Trauma. 2（1）, 2014, 22-6. PMID : 27162859.
3） 急性腹症診療ガイドライン出版委員会編．急性腹症診療ガイドライン2015．東京，医学書院，2015，188p.

Column

アルコール多飲者の腹痛の原因は？

アルコール性肝硬変や膵炎など、アルコール依存症やアルコール使用障害の患者さんが腹痛を訴えていた場合に考えるべき疾患を覚えているでしょうか？ 意識障害は認めず、意外に元気そうに見えるものの血液ガスを見るとびっくり、とんでもない代謝性アシドーシスが……。そうです、アルコール性ケトアシドーシス（alcoholic ketoacidosis ; AKA）です[1]。

AKAはアルコール多飲者が、何らかの理由で好きなお酒も飲めない状態となると発症します。普段はアルコールが栄養源で、そのアルコール自体が摂取できないと、いよいよマズい状態（糖質の供給源だったわずかな炭水化物が絶たれた状態）となるわけです。そもそもが偏った食生活（慢性的な低栄養状態）であり、ビタミンB_1に代表されるような、身体に必要な栄養素も足りません。

AKAの明確な診断基準はなく、敗血症など他の代謝性アシドーシスの除外や合併を考慮する必要はありますが、疑った段階で、足りないものを補う対応は必須です。Wernicke脳症も症状がそろってから対応するのではなく、発症させないように足りないものを補充しますよね。

AKAの治療の３本柱は①ブドウ糖、②ビタミンB_1、③細胞外液です。どこでもできる治療ですが、疑うことができないとビタミンの投与などが遅れ、状態は改善しません。

AKA患者は嘔気・嘔吐、腹痛を主訴に来院することが多く、これらの症状からAKAが想起できるか否かがポイントとなります[2]。「アルコールを結構飲んでいそうな患者さんだなぁ～」と思ったら要チェックです。え？！「患者さんがアルコールをどれほど飲んでいるかわからない」って？！ そんな方はあの本を読むしかないなぁ～ 笑。➡ p.89～93

引用・参考文献

1） McGuire, LC. et al. Alcoholic ketoacidosis. Emerg Med J. 23（6）, 2006, 417-20. PMID : 16714496.
2） Wrenn, KD. et al. The syndrome of alcoholic ketoacidosis. Am J Med. 91（2）, 1991, 119-28. PMID : 1867237.

第4章
腰痛編

1. 転んでないのに圧迫骨折なの?!

(80歳、女性)

先生、腰痛の高齢女性なんですが、腰が痛くて動けないみたいです。

尻もちでもついたの？

体動時の痛みなので骨折っぽいんですけど、外傷歴はないみたいです。

え？ そうなの？ さすがに転んでもないのに折れないよね。血管病変とか考えないとかな。

その考えは悪くはないが、転んでなくても折れるよ！

え？！ そんなに身体は脆くないんじゃ……。

腰痛の鑑別疾患

腰痛をきたす疾患もまた多岐にわたります（表1）[1]。圧迫骨折などの外傷系、腰椎椎間板ヘルニアなどの脊髄圧迫・馬尾症候群系が多いですが、忘れてはいけないのが心血管系です。腹痛でもそうでしたね（コラム「腹痛の鑑別にも ACS を！」p.86 参照）。腰痛患者すべてに心電図や造影 CT を行うことを推奨しているわけではありません。鑑別に挙げ、それらを示唆する所見がないかを意識して、Hi-Phy-Vi を評価すれば OK です。意識していなければ、腰痛の訴えから胸痛の有無や血圧の左右差などを確認しないですからね。

救急外来で遭遇する頻度が高いのは、高齢者の転倒後の圧迫骨折（脊椎

表１　腰痛の鑑別疾患

心血管系	外傷系	脊髄圧迫・馬尾症候群系	その他
急性冠症候群	腎損傷	がんの骨転移	肺炎
急性大動脈解離	脾損傷	腰椎椎間板ヘルニア	腎盂腎炎
腹部大動脈瘤（切迫）破裂	肝損傷	化膿性脊椎炎	胆嚢炎・胆管炎（胆石・総胆管結石）
腎梗塞	圧迫骨折	脊柱管狭窄症	膵炎
脾梗塞	肋骨骨折	硬膜外膿瘍	尿管結石
			帯状疱疹 など

（文献１より）

表２　重篤な脊椎疾患（腫瘍、感染、骨折など）の合併を疑うべき red flags（危険信号）

・発症年齢＜ 20 歳または＞ 55 歳
・時間や活動性に関係のない腰痛
・胸部痛
・癌，ステロイド治療，HIV 感染の既往
・栄養不良
・体重減少
・広範囲に及ぶ神経症状
・構築性脊柱変形
・発熱

HIV：human immunodeficiency virus

「日本整形外科学会診療ガイドライン委員会 / 腰痛診療ガイドライン策定委員会編：腰痛診療ガイドライン 2019（改訂第２版）．p.23，2019，南江堂」より許諾を得て転載

椎体骨折）ですが、そのなかに一定数、がんの骨転移や化膿性脊椎炎の患者さんが含まれます。ここではこれらの診るべきポイントを整理しておきましょう。

腰痛の red flags：危険な腰痛のサインは？

『腰痛診療ガイドライン 2019』では、表２の項目を重篤な脊椎疾患（腫瘍、感染、骨折など）の合併を疑うべき red flags（危険信号）として挙

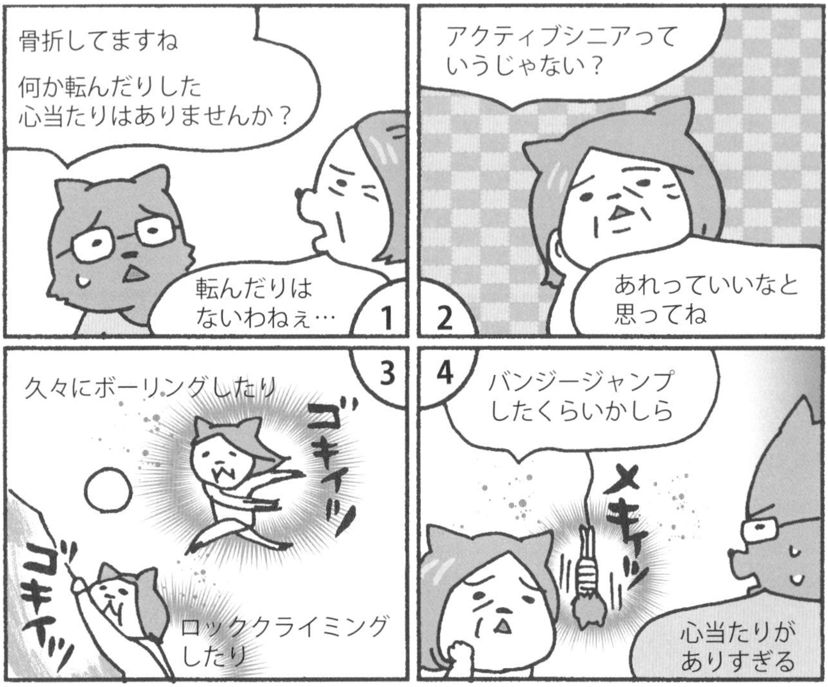
骨折してますね
何か転んだりした
心当たりはありませんか？
転んだりは
ないわねぇ…
1
2
アクティブシニアって
いうじゃない？
あれっていいなと
思ってね
3
久々にボーリングしたり
ゴキィッ
ゴキィッ
ロッククライミング
したり
4
バンジージャンプ
したくらいかしら
メキャッ
心当たりが
ありすぎる

げています[2)]。

成人が重いものをもったときにグキッと腰が痛くなった、しかし下肢の神経症状などなく安静にしていれば大丈夫、こんな腰痛はレントゲンを撮る必要もなく、鎮痛薬と安静で症状が軽快するでしょう。それに対して、高齢者、基礎疾患としてがんやHIV感染症がある、ステロイドを内服している、体重減少など栄養不良を示唆する所見がある、発熱があるなど、そんな場合には注意が必要です。

これらの項目のどれか1つにでも該当したら危険というわけではありませんが、いちいち気にかけることは重要であり、複数項目に該当する場合には、安易に鎮痛薬のみで対応するのではなく精査が必要です。

圧迫骨折のリアル

高齢者が尻もちをつくようにして転倒し、その後から腰が痛いという場合には誰もが脊椎椎体骨折、通称"圧迫骨折"を疑いますよね。しかし、今回の症例のように、本人が外傷歴を否定することも少なくありません（認知症で覚えていないということもありますが……）。そんなときは、もう少し具体的に確認するようにしましょう。

滑って転んだという派手な病歴だけでなく、椅子に腰掛ける際にドーンと座っていないかを確認しましょう。みなさんのように若いうちは筋力、脂肪も十分あることから多少ドンと座っても折れることはありませんが、フレイルの高齢者ではこのようなちょっとした外力で折れてしまうことは珍しくありません。

また、洗濯物を干そうと、グッと背中を反らしただけで折れてしまうこともあります。高齢者、とくに女性では骨粗鬆症の影響で、私たちが思っている以上に骨が脆いことがありますので、明らかな外傷歴の有無のみで骨折を否定するのはNGです。

病的椎体骨折とは：何でこんな所がこんな簡単に……

高齢者、とくに女性では圧迫骨折が多いのは事実ですが、何でもかんでも原因を骨粗鬆症のせいにしてはいけません。腫瘍や骨転移などによって骨が脆くなっていた結果、折れてしまうこともあります（病的椎体骨折）。

連続して数椎体折れている、本来ならばあまり折れることのない胸椎が折れている（肋骨で囲まれているため、通常上位胸椎はそうそう折れません）、あまりにも弱い外力で折れてしまった、そんな場合には病的椎体骨折を疑う必要があります※。

※圧迫骨折の好発部位は胸腰椎移行部です。

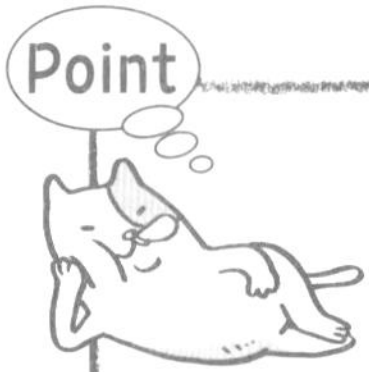

高齢者（こうれいしゃ）

どしーんで

パキーん

引用・参考文献

1) 坂本壮. “腰背部痛”. ERナースの思考加速トリアージ：JTAS™を学び，超えてゆけ！ Emer-Log2022年春季増刊. 大阪，メディカ出版，2022，48-54.

2) 日本整形外科学会診療ガイドライン委員会，腰痛診療ガイドライン策定委員会編. 腰痛診療ガイドライン2019（改訂第2版）. 日本整形外科学会，日本腰痛学会監修. 東京，南江堂，2019，23.

2. レントゲン正常なのに折れてるの?!

（84 歳、女性）

先生、さっきの転倒した患者さんのレントゲン出ましたよ。

確認しますね。えっと……、折れてないね。

じゃぁ痛み止め使って帰宅ですかね。

そうねぇ……念のため CT も撮っておこうか。

CT でも骨折がわからなかったらどうする？

え？！ そんなことってあるの？！

レントゲンの限界

みなさん、腰痛患者のレントゲンを撮影したものの、骨折がはっきりしない、いつの骨折かわからない、そんな経験ありますよね。

圧迫骨折に対するレントゲンの感度は決して高くなく、わが国の 70 歳以上の女性の急性腰痛症のデータでは 50% 程度です[1)]。

また、レントゲンで椎体が楔型へ変形している場合には骨折を示唆はしますが、急性期には変化しないことから、その変形がいつ起こったのかは画像のみでは判断が困難です[2)]。

椎体の骨折を確実に拾い上げるためには MRI が精度が高く望ましいですが、救急外来で腰痛患者にバンバン MRI をオーダーしていたら時間もかかるし、お金もかかるし、そして技師さんに怒られますよね。Red flagsなど急を要する所見を認める場合には考慮しますが、単純な圧迫骨折の診断目的では、救急外来でMRIをオーダーする必要はありません。

画像所見よりも身体所見

MRIを撮影すれば白黒はつくけれども、現実には撮影できないこともあり、前述したとおり全例にオーダーするわけにはいきません。それならばどうするべきでしょうか？ 答えは簡単、ここでも大切なのはHi-Phy-Vi、とくに身体所見が重要です。

圧迫骨折の患者さんは安静時には意外とケロッとしているものの、寝返りや体動で強い痛みを認めます。典型例では、車椅子などで家族に連れられて来院し、診察するためにストレッチャーへ移動してもらおうとすると痛みを強く訴え、こちらが手を貸そうと思っても「自分で移動します。無理にはやめてください」と、自身がどのようにすると痛みが強くなるのかや、動き出しがとてもつらいことを自覚しています。この所見に、転倒した、重いものを持ち上げた、腰を反った以降に痛みが生じたなどの病歴が加われば診断はほぼ間違いありません。

大腿骨近位部骨折も同様

高齢者では脊椎椎体骨折（圧迫骨折）以外に大腿骨近位部骨折、橈骨遠位端骨折（Colles骨折）、上腕骨近位端骨折が頻度の高い骨折です。そのなかでも大腿骨近位部骨折は、転倒後痛みのために体動困難となり救急搬送されることが多く、救急外来で出会う頻度が非常に高い疾患です。高齢者が転倒し、片側の股関節辺りを痛がって動けない、こんな症例はまずそうでしょう。

診断は一般的にレントゲンで行いますが、大腿骨近位部骨折もまたレントゲンで異常が見いだせず悩むことが少なくありません。基本的には手術が必要となり、発症早期に行うことが予後に影響するため、迅速に診断す

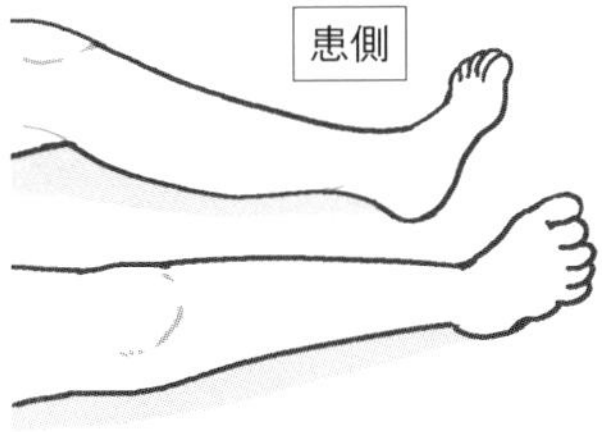

図　大腿骨近位部骨折

ることが求められます。

そのため、レントゲンで明らかな骨折が指摘できない場合には、身体所見を重視し対応します。典型例は折れた下肢は外旋・短縮の姿位（図）となりますが、大きなズレがない場合にははっきりしません。そのため、実際に折れていると予想される大腿骨の骨頭、頸部周囲を触診する、下肢を内旋・外旋させることによる症状を確認します。激しく痛がるようであれば、おそらく折れてますね。強い痛みがあるものの、レントゲンやCTで異常を認めないからといって、鎮痛薬のみで無理に帰宅させてはいけませんよ。骨挫傷はMRIでないとわかりませんからね。

Point

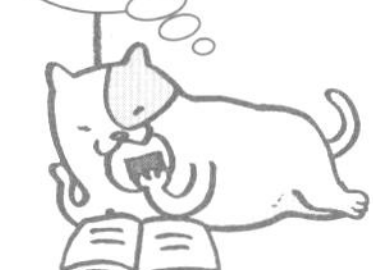

骨折（こっせつ）は
フィジカル重視（じゅうし）
検査（けんさ）は補足（ほそく）

引用・参考文献

1）Terakado, A. et al. A Clinical Prospective Observational Cohort Study on the Prevalence and Primary Diagnostic Accuracy of Occult Vertebral Fractures in Aged Women with Acute Lower Back Pain Using Magnetic Resonance Imaging. Pain Res Manag. 2017, 2017, 9265259. PMID : 28630567.

2）Qasem, KM. et al. Discriminating imaging findings of acute osteoporotic vertebral fracture : a prospective multicenter cohort study. J Orthop Surg Res. 9, 2014, 96. PMID : 25300643.

3. 発熱がないのに化膿性脊椎炎なの?!

(65 歳、男性)

先生、次の腰痛の患者さん、当院で透析しているみたいです。

あ、そうなんだぁ。透析って寝ている時間長いから腰も痛くなりそうですよねぇ。

感染とかも考えないとですか？ 熱はないですけど。

熱ないんだったらさすがに違うんじゃない。

違わなぁい！ 感染の有無を体温のみで判断するんじゃなぁい！

あ、前にもどこかで言われたのに……。

感染症であれば発熱は必須か？!

39℃の発熱を認めれば、誰もが何らかの感染症を考えますよね。感染症は頻度も高く、多くの場合発熱を伴うためこの考え方は正しいのですが、その逆、発熱がなければ感染症は否定的かというとそんなことはありませんよね。SIRS（systemic inflammatory response syndrome［全身性炎症反応症候群］）の 4 項目、qSOFA（quick sequential organ failure assessment score）の 3 項目は覚えていますね？ 復習はこちらで→表 1[1)]、2[2)]。

今回取り上げる化膿性脊椎炎は、発熱がないからと対応が遅れることが珍しくなく、またNSAIDsやアセトアミノフェンの影響で発熱がマスクされていることもあります。疑うポイントを正しく知り、早期に介入でき

表１　全身性炎症反応症候群（SIRS）

体温	＜36.0℃ または ＞38.0℃
脈拍	＞90 回 / 分
呼吸数	＞20 回 / 分 または $PaCO_2$ ＜32mmHg
白血球	＞12,000/μL、＜4,000/μL または ＞10%桿状核球

上記項目の２項目以上満たせば SIRS と診断
（文献１より）

表２　qSOFA

●呼吸数≧ 22 回 / 分
●意識障害
●収縮期血圧≦ 100mmHg

（文献２より）

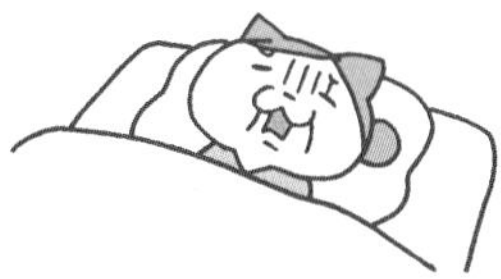

るようになりましょう。

化膿性脊椎炎はいつ疑うか

化膿性脊椎炎は早期に診断し治療介入しなければどんどんと進行し、骨破壊や神経症状をきたしてしまいます。誰もが罹患する可能性がありますが、わが国では高齢者に多く、60 歳以上が 81.6%と報告されています[3]。

罹患部位は腰椎が最多（58%）で、胸椎（30%）、頸椎（11%）と続きます[4]。腰痛で来院する割合は比較的高いと報告されているものの、前述のとおり鎮痛薬の使用や、抗菌薬の前投与があるとはっきりしないこともあります。発熱も同様の理由があり、高熱を認めることもあれば、平熱のこともあり、発熱がないことで否定してはいけません。

具体的にいつ疑うのか、一つの指標として表３が参考になります[5]。その他、フォーカスがはっきりしない敗血症の患者さんで、とくに維持透析中の方、悪性腫瘍、糖尿病、肝硬変などの基礎疾患がある方は要注意です。化膿性脊椎炎は血行性感染もしくは隣接する臓器からの感染波及によって発症するため、菌血症を示唆する所見を認める場合や血行性感染をしやす

表３　化膿性脊椎炎はいつ疑うか

①新規または悪化する腰痛＋		
発熱	CRP、ESR の上昇	菌血症 感染性心内膜炎
②発熱＋神経学的異常所見		
③黄色ブドウ球菌菌血症フォロー中の新規局在性の背部痛		

（文献５より）

い患者さんでは注意が必要なのです。

化膿性脊椎炎の診断

確定診断は画像診断（MRI 推奨）や、抗菌薬投与前の血液培養で行います。MRI は非常に有用な検査ですが、早期には偽陰性になり得るため、間隔を空けて再検することが必要なこともあります。また、血液培養は抗菌薬を安易に投与することなく、投与前に２セット以上採取することを徹底しましょう。治療は６週間以上の抗菌薬投与が必要であり、起因菌がわからないと後々いろいろと大変ですからね。

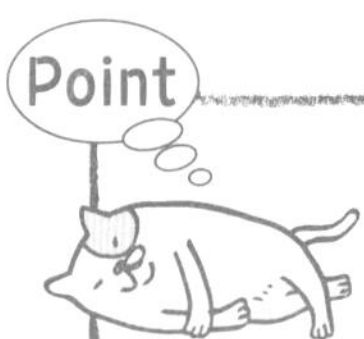

発熱は必須じゃないよ脊椎炎

引用・参考文献

1) American College of Chest Physicians/Society of Critical Care Medicine Consensus Conference. definitions for sepsis and organ failure and guidelines for the use of innovative therapies in sepsis. Crit Care Med. 20 (6), 1992, 864-74.

2) Singer, M. et al. The Third International Consensus Definitions for Sepsis and Septic Shock

(Sepsis-3). JAMA. 315 (8), 2016, 801-10.
3) Akiyama, T. et al. Incidence and risk factors for mortality of vertebral osteomyelitis : a retrospective analysis using the Japanese diagnosis procedure combination database. BMJ Open. 3 (3), 2013, e002412. PMID : 23533214.
4) Zimmerli, W. Clinical practice. Vertebral osteomyelitis. N Engl J Med. 362 (11), 2010, 1022-9. PMID : 20237348.
5) Berbari, EF. et al. 2015 Infectious Diseases Society of America (IDSA) Clinical Practice Guidelines for the Diagnosis and Treatment of Native Vertebral Osteomyelitis in Adults. Clin Infect Dis. 61 (6), 2015, e26-46. PMID : 26229122.

Column

骨転移しやすい悪性腫瘍（がん）は？

骨転移しやすいがんの既往がある場合には、病的椎体骨折の可能性を考える必要があります[1]。

骨転移しやすいがんは、“PB-KTL（Pb-kettle；鉛のやかん）”です[2]。

P（prostate）：前立腺
B（breast）：乳房
K（kidney）：腎臓
T（thyroid）：甲状腺
L（lung）：肺

これらのがんの既往または治療中の患者さんの腰痛では、骨転移を必ず意識するようにしましょう。逆に、骨折と診断したらこれらのがんのサインがないかを確認することもお忘れなく。

引用・参考文献

1) Henschke, N. et al. Red flags to screen for malignancy in patients with low-back pain. Cochrane Database Syst. Rev. (2), 2013, CD008686. PMID : 23450586.
2) Papagelopoulos, PJ. et al. Advances and challenges in diagnosis and management of skeletal metastases. Orthopedics. 29 (7), 2006, 609-20. PMID :16866093.

Column

圧迫骨折を疑ったときのレントゲンのオーダーの仕方は？

圧迫骨折を疑いレントゲンをオーダーするとき、どのように依頼するでしょうか？腰痛だから腰椎の２方向（正面・側面）でしょうか。

圧迫骨折が起こりやすい部位を意識しましょう。折れやすいのはL1、Th12といった胸腰椎移行部です[1]。腰椎のオーダーでも移行部はギリギリ入りますが、Th9-11辺りも折れることが珍しくありません。診察で疼痛部位をある程度同定することはもちろん大切ですが、頻度の高い部位である胸腰椎移行部を含む形でのオーダーが望ましいでしょう。胸腰椎移行部のオーダーで下位腰椎まで範囲を広げて撮影してもらうとよいと思いますよ。

引用・参考文献

1) Terakado, A. et al. A Clinical Prospective Observational Cohort Study on the Prevalence and Primary Diagnostic Accuracy of Occult Vertebral Fractures in Aged Women with Acute Lower Back Pain Using Magnetic Resonance Imaging. Pain Res Manag. 2017, 2017, 9265259. PMID : 28630567.

第5章
四肢痛編

1. 皮膚所見が大したことないのに壊死性軟部組織感染症なの？！

（51 歳、男性）

先生、なんだかあの足を痛がっている患者さんつらそうですね。

あーそうなんだよ。蜂窩織炎だと思うんだけどね。

あ、ならまぁ大丈夫ですかね。

抗菌薬と鎮痛薬で帰宅かな。

あんなに痛がっているのに？ バイタルはもちろん問題ないんだよね？！

（ギクッ！）あ、バイタルはもち……。

下肢痛の原因は？

みなさん、下肢が痛いという訴えに対していくつの鑑別が挙がるでしょうか。救急外来でまず考えるべき疾患や病態は、それほど多くはないので表 1[1] は頭に入れておきましょうね。

急性下肢虚血（acute limb ischemia；ALI）は、下肢の血流が急激に低下してしまう病態です。迅速に対応しなければ下肢を温存できなくなって

表１　下肢痛の鑑別疾患

非外傷性疾患	外傷性疾患（咬傷・刺傷含む）
・皮膚軟部組織感染症 （蜂窩織炎、壊死性筋膜炎） ・化膿性関節炎（おもに膝） ・深部静脈血栓症 ・急性下肢虚血 ・帯状疱疹 ・痛風・偽痛風（おもに膝） ・ベーカー膿疱破裂	・大腿骨近位部などの骨折、脱臼 ・前十字靱帯など靱帯損傷 ・打撲、捻挫 ・動物咬傷 ・虫などによる刺傷 ・その他

（文献１より）

表２　急性下肢虚血の特徴　6P

①疼痛	pain
②蒼白	pallor
③麻痺	paralysis
④脈拍消失	pulselessness
⑤知覚鈍麻	paresthesia
⑥皮膚冷感	poikilothermia

しまうため、まず確認する癖をもちましょう。そのためには疼痛部位の直視が必須です。痛みを伴っているほうの足の色が悪い、触ると左右差があって冷たい、そんなときは強く疑って急いで対応する必要があります（表2）。

皮膚軟部組織感染症を見逃すな

蜂窩織炎、壊死性筋膜炎に代表される皮膚軟部組織感染症は、肺炎、尿路感染症、胆道感染症などとともに、救急外来ではしばしば遭遇します。

下肢の痛みを訴え来院することが多く、疼痛部位を直視すれば診断はそれほど難しくありませんが、症状を自身で訴えられない患者さんが発熱や脱力などを主訴に来院した場合には、意識して診なければ見落としかねません。フォーカスがはっきりしない場合には、全身くまなく観察し評価することが重要です。靴下を脱がせたら……!? 仙骨部を確認したら……!? 初療の段階で忘れずにチェックしましょう。

起因菌を意識して病歴聴取を

蜂窩織炎の原因菌の多くはレンサ球菌（*Streptococcus*）とブドウ球菌（*Staphylococcus*）ですが、患者さんの免疫状態や曝露歴によっては想定すべき起因菌が異なります。どのような患者さんか（糖尿病の有無や合併症、好中球減少の有無など)、曝露歴として犬猫咬傷の有無や、海水や淡水への曝露などがないかなども忘れずに確認しましょう。

蜂窩織炎か壊死性軟部組織感染症か

皮膚軟部組織感染症においてポイントとなるのが、壊死性筋膜炎に代表される壊死性軟部組織感染症か否かを見極め、適切な対応をすることでしょう。蜂窩織炎の多くは抗菌薬投与で治療可能ですが、壊死性筋膜炎は外科的介入が必要となり、介入の遅れが予後に直結します。

壊死性軟部組織感染症のリスクは表３のとおりですが、救急外来で出会う患者さんはこれらの因子を複数併せもつ方も少なくありません。迅速な対応が求められるため、現場での判断は以下の２つに注目すれば十分です（他にもありますが初療の段階ではシンプルにこの２つでOK)[2]。

表３　壊死性軟部組織感染症のリスク

①50歳以上	⑥肥満
②がん患者	⑦外傷
③慢性アルコール中毒	⑧術後感染症
④糖尿病	⑨熱傷
⑤末梢動脈疾患	⑩その他

（文献３より）

高齢糖尿病患者に要注意

①バイタルサイン

蜂窩織炎でショックになることは通常ありません。敗血症を示唆する所見が認められる（qSOFAの複数項目に該当するなど）場合には、たとえ皮膚所見が蜂窩織炎らしくても安易に判断しないほうがよいでしょう。"壊死性筋膜炎"と検索するとヒットする画像（水疱を伴う、明らかな皮膚の壊死所見ありなど）はある程度進行したものであり、早期には皮膚所見のみではわからないものです。

②痛みの程度、部位

蜂窩織炎も腫脹、熱感に加え疼痛を伴いますが、めちゃくちゃ痛がることはありません。触診すれば痛いと思いますが、触ってもいないのに激しく痛がる、触っていない場所まで痛がる、そのような場合には壊死性軟部組織感染症を考える必要があります。

バイタルサイン、痛みに注目して壊死性軟部組織感染症を見逃さないようにしましょう！

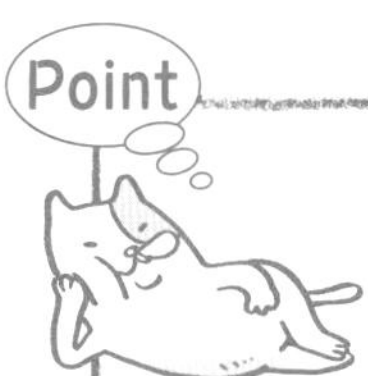

緊急度
痛みとバイタル
意識して

引用・参考文献

1）坂本壮．"四肢痛"．ERナースの思考加速トリアージ：JTAS[TM]を学び，超えてゆけ！Emer-Log2022年春季増刊．大阪，メディカ出版，2022，60-4.

2）Alayed, KA. et al. Red Flags for Necrotizing Fasciitis : A Case Control Study. Int J Infect Dis. 36, 2015, 15-20. PMID : 25975653.

3）McHenry, CR. et al. Determinants of mortality for necrotizing soft-tissue infections. Ann Surg. 221（5）, 1995, 558-63. PMID : 7748037.

Column

寝たきり全介助の高齢者が大腿骨近位部骨折？ 原因は？

大腿骨近位部骨折は、高齢者が転倒し、その後から動けないほど足の付け根が痛い、そんな感じで発症し、毎日のように救急外来へ搬送されます。

滑って転倒、段差につまずき転倒、そんなパターンが多いですが、寝たきりの高齢者にも起こり得ます。「え？！ 転んでないのに起こるの？」と思うかもしれませんが起こるのです。それが○○○交換時です。

寝たきり全介助の高齢者はオムツ管理のことが多く、このオムツ交換時に時に折れてしまうことがあります。無理に拘縮している下肢を外旋したりしてはいけません。相手の力を肩代わりする形でゆっくりじっくり声をかけながら行いましょう。

Column

肩関節脱臼は急いで整復を！

みなさん、肩関節脱臼を診たことはあるでしょうか。ラグビーや柔道など、コンタクトスポーツをやっていた方のなかには自身で経験した方もいるかもしれません。学生時代、私はラグビー部に所属していましたが、先輩、後輩に肩を脱臼していた仲間がいましたね。

肩関節脱臼は速やかに整復しましょう。脱臼した骨頭によって神経や血管が圧迫され、そのまま放置すると障害が残ってしまうためです。また、時間が経てば経つほど整復しづらくなります（そもそも本人がつらいので早く治してあげたいですよね）。

「そんなこと言われても、たくさんの患者さんを診ているのだからすぐには無理……」という方は、とりあえず stimson technique を試みましょう。え、知らない？ 調べたらパッと出てきますよ。ついでにオススメの整復法の FARES technique も勉強しておいてくださいね。

2. 下肢の浮腫は心不全じゃないの?!

（74 歳、女性）

先生、さっきの女性の下肢の痛みはなんですかね？ 浮腫んでましたよね。

「歩くと少し息苦しい」って言ってたから心不全なんじゃないかな。今レントゲンをオーダーするよ。

なるほど。心不全って多いですね。

そうだよ。心不全パンデミックなんて言われているからね。

左だけしか浮腫んでないよね？ レントゲンじゃなくてエコーをやろう。

え！（心不全じゃないの？！）

左右差があるか否か、それが問題だ!

心不全の下腿浮腫は通常両側性ですよね。全身性浮腫が重力の結果も相まって下肢に顕著に認められるため、左右差を認めることは通常ありません（左右どちらも浮腫んでいて多少の左右差を認めることはあっても、右は浮腫んでいないのに左だけ浮腫んでいるってことは考えづらい）。

心不全患者の浮腫は、一般的には痛みというよりも足が重くだるいという訴えが多いでしょう。明らかに浮腫んでいるときには、およそ数リットルの水を足に蓄え歩いているようなものですからね。

それでは左右差を認める場合にはどのような疾患を考える必要があるのでしょうか。外傷の有無は必ず確認しましょう。「え？ 外傷なんて病歴で

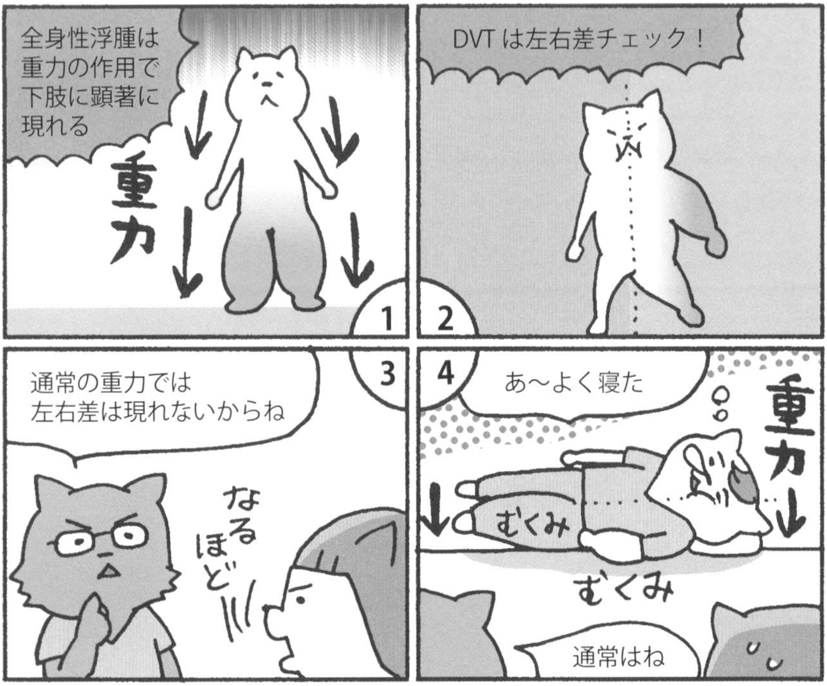

全身性浮腫は
重力の作用で
下肢に顕著に
現れる
重力
1
DVTは左右差チェック！
2
通常の重力では
左右差は現れないからね
なるほど
3
あ～よく寝た
重力
むくみ
むくみ
通常はね
4

わかるんじゃないの？」、そう思うかもしれませんが、意思疎通が困難な高齢者や虐待が関与している場合には、受診時には転んだ、ぶつけたなどのエピソードが確認できないこともあり注意が必要です。

外傷以外で片側性の浮腫をきたす疾患として意識しておくべき疾患が、深部静脈血栓症（deep vein thrombosis；DVT）です。DVTは高齢者では頻度が高く、常に意識しておくべき疾患と言っても過言ではありません。とくに日常生活活動度（activities of daily living；ADL）が低下している方では注意が必要です。左総腸骨静脈が右総腸骨動脈から圧迫されやすく、解剖学的に左に起こりやすいというのも覚えておくとよいでしょう（コラム「DVTは左に多い」p.72参照）[1)]。

DVTらしい所見とは：Wells DVT scoreをチェック

DVTらしさを見積もるためには表のWells DVT scoreを活用しましょう[2)]。下肢に痛みがある患者さんでは、他の具体的な診断が想起されていない限り、リスクは高くなってしまうことがわかります。

エコーが施行可能であれば、総大腿静脈と膝窩静脈の2ヵ所がプローブの圧迫で潰れるか否かを確認すれば、DVTの有無は判断可能です(2-point検査)。

DVTを想起したら肺血栓塞栓症の有無も考慮する必要があります。片側性の下肢痛を訴える患者さんが労作時の呼吸困難を認める、頻脈や頻呼吸、SpO_2低下を認める、そんなときには要注意です（2章胸痛編7→p.67、8→p.73参照）。心電図も確認しましょうね（コラム「肺血栓塞栓症の心電図所見」p.76参照）。

表　Wells DVT score：Wells criteria（DVT）

①活動性のがん（6カ月以内の治療や緩和的治療を含む）	1
②完全麻痺、不全麻痺あるいは最近のギプス装着による固定	1
③臥床安静3日以上または12週以内の全身あるいは部分麻酔を伴う手術	1
④下肢深部静脈に沿った圧痛	1
⑤下肢全体の腫脹	1
⑥腓腹部（脛骨粗面の10cm下方）の左右差＞3cm	1
⑦症状のある下肢圧痕性浮腫	1
⑧表在静脈の側副血行路の発達（静脈瘤ではない）	1
⑨深部静脈血栓症の既往	1
⑩深部静脈血栓症と同じくらい可能性のある他の診断がある	−2
上記の合計点による深部静脈血栓症の可能性　低い：≦1　高い：≧2	

（文献2より）

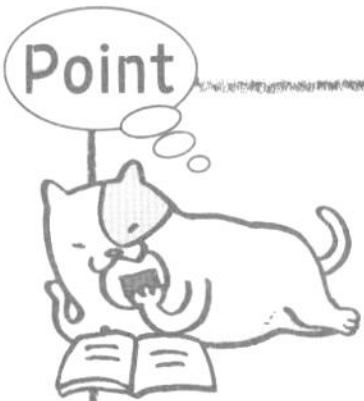

DVT（ディブイティ）
左右差意識し（さゆうさいしき）
下肢チェック（かし）

引用・参考文献

1) Gong, S. et al. Association between Laterality and Location of Deep Vein Thrombosis of Lower Extremity and Pulmonary Embolism. Vasc Specialist Int. 37, 2021, 12. PMID : 34035187.
2) Chopard, R. et al. Diagnosis and Treatment of Lower Extremity Venous Thromboembolism : A Review. JAMA. 324 (17), 2020, 1765-76. PMID : 33141212.

Column

それって本当に坐骨神経痛？！

高齢女性が大腿部の痛みを主訴に受診しました。考えるべき疾患はどのようなものがあるでしょうか？ 外傷歴があれば骨折や打撲を考えますが、なかったらどうでしょうか？ 坐骨神経痛は頻度は高いですが、その前にぜひ考えてほしい疾患があります。それが「閉鎖孔ヘルニア」です。

閉鎖孔ヘルニアに嵌頓した臓器が閉鎖神経を圧迫することで、大腿内側の痛みや痺れを認めます。最終的な診断はCTで行いますが、その前にらしさを高める所見としてHowship-Romberg徴候を確認しましょう。これは、靴の裏についたガムを確認するような姿勢（股関節の伸展、外転、内旋）をとり、閉鎖孔を狭くし痛みを誘発するものです。認めないことも多いですが、確認するように心がけておくと見逃しを防ぐことができるでしょう。

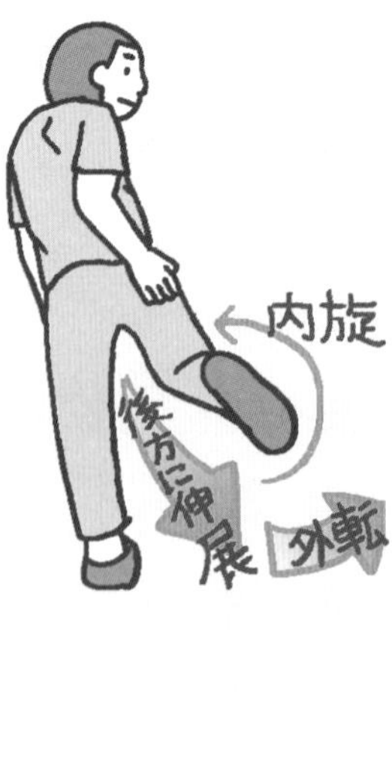

閉鎖孔ヘルニアのもう一つの来院パターンとして、腸閉塞が挙げられます。手術歴がないにも関わらず腸閉塞を認める場合には大腿ヘルニア、鼠径ヘルニアとともに必ず鑑別に挙げましょう。

痩せ型の高齢女性が大腿部痛や腸閉塞様症状を訴える場合には必ず閉鎖孔ヘルニアを考えましょうね。

Column

手を引っ張ってないのに肘内障なの?!

救急外来で肘内障を診る機会は多いですよね。肘内障は橈骨頭が輪状靱帯から亜脱臼することで生じるもので、2 歳前後に好発します[1)]。典型的には、「手を引っ張った後からなんだか上肢を痛がる、手を使おうとしない」という訴えで、両親など家族が心配して連れてくることが多いですが、この典型的な病歴を聴取できるのは60%程度です[2)]。子ども同士が戯れても起こりますが、よく経験するのは寝返りです。昼寝などから起きた後から手を使わないため、家族が「肩が外れたのではないか」などと訴え来院します。転んで手をついたなど明らかな外傷がある場合には、骨折の可能性も考慮し対応したほうがよいですが、そうでなければ頻度として高い肘内障を考慮しましょう。整復するとあっという間によくなります。整復後に患側でバイバイできたら整復成功です（すぐには手を挙げないこともあるので焦らずに確認を）。

引用・参考文献

1） Vitello, S. et al. Epidemiology of Nursemaid's Elbow. West J Emerg Med. 15（4), 2014, 554-7. PMID : 25035767.

2） Rudloe, TF. et al. No longer a “nursemaid's” elbow : mechanisms, caregivers, and prevention. Pediatr Emerg Care. 28（8), 2012, 771-4. PMID : 22858743.

Column

qSOFA はもうオワコン？！

quick SOFA（qSOFA）は 2016 年に導入され、臨床現場で意識して使用している人も多いでしょう[1]。本書でも取り上げている qSOFA ですが、近年この qSOFA は敗血症に対して SIRS よりも特異度は高いものの、感度がいまいちなので単独で使用しないことが推奨されました[2]。え？ そうなの？ qSOFA 使えないの？！ そう思ってしまうかもしれませんが、そんなことはありません。

前書『ねころんで読める救急患者のみかた』でも述べましたが、qSOFA がなぜ導入されたのか、SIRS ではなぜダメだったのか、これを理解することが重要です。

➡ p.25～28「熱がないから感染症は否定的？！」

qSOFA を満たすか満たさないかで敗血症か否かを判断するのではなく、満たすようであれば敗血症など迅速に対応すべき病態を考え、満たさなくても Hi-Phy-Vi から敗血症を示唆する所見があれば先に進みましょう。

救急外来において、多くの患者さんのなかから緊急度、重症度の高い患者さんを拾い上げるためには qSOFA は優れた指標であると思います。項目数を増やせば精度は上がりますが、手間暇、時間がかかります。その点、qSOFA は最も軽視されがちなバイタルサインである呼吸数、そして意識状態が含まれ、パッと判断できますから評価することをオススメします。

引用・参考文献

1) Singer, M. et al. The Third International Consensus Definitions for Sepsis and Septic Shock (Sepsis-3). JAMA. 315 (8), 2016, 801-10. PMID: 26903338.
2) Serafim, R. et al. A Comparison of the Quick-SOFA and Systemic Inflammatory Response Syndrome Criteria for the Diagnosis of Sepsis and Prediction of Mortality: A Systematic Review and Meta-Analysis. Chest. 153 (3), 2018, 646-55. PMID: 29289687.

第6章
咽頭痛編

1. 嚥下時痛ないのにマズい病気なの?!

（68歳、男性）

先生、咽頭痛の患者さんです。バイタルサインは大丈夫そうですけど、なんだかつらそうです。

今日、咽頭炎の人多いねぇ。コロナやインフル先に調べとこうかな。

冷や汗かいてるけど大丈夫？

え？ 熱でもあるんですか？

鼻に突っ込む前に、まずは心電図を確認だ！

ま、まさかあの疾患……。

咽頭痛の鑑別疾患

「喉が痛い」と訴える患者さんの原因として、どのような疾患を考えるべきでしょうか。咽頭痛の危険な鑑別疾患といったら“killer sore throat”の5疾患、確かにそれも大切ですが、必ず一度は心血管疾患も考えましょう（表）[1]。とくに高齢者ではリスクも高く、なんでもかんでも感染症が原因と考えてはいけません。鑑別疾患としてこれらの心血管疾患が想起できていれば、冷や汗や四肢の所見、血圧の左右差、心電図所見などをパッと確認したくなりますよね。

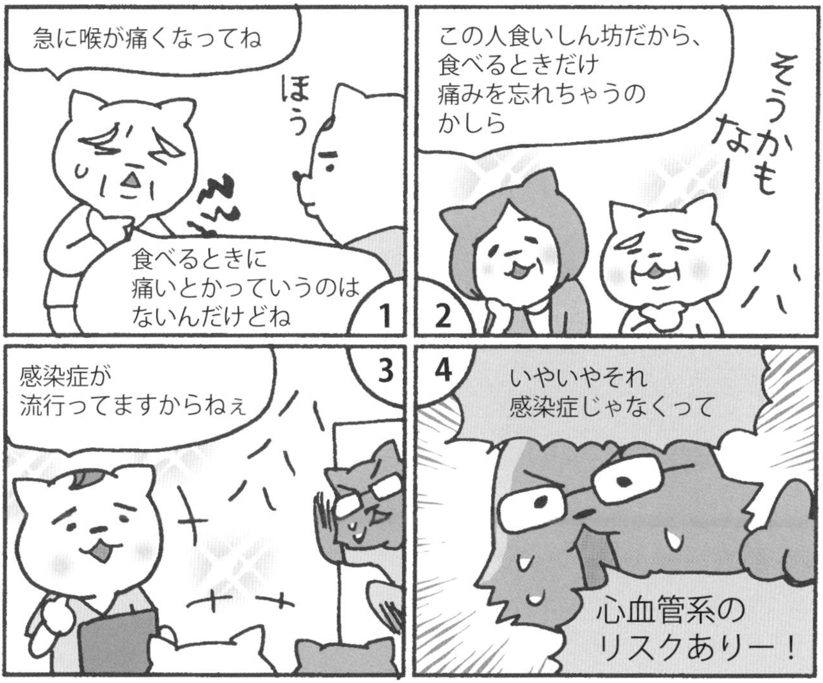
急に喉が痛くなってね
ほう
食べるときに痛いとかっていうのはないんだけどね
1
この人食いしん坊だから、食べるときだけ痛みを忘れちゃうのかしら
そうかもなー
2
感染症が流行ってますからねぇ
3
4
いやいやそれ感染症じゃなくって
心血管系のリスクありー！

表　咽頭痛の鑑別疾患

頻度が高い疾患	Killer sore throat	心血管系	その他
溶連菌性咽頭炎	急性喉頭蓋炎	急性冠症候群	亜急性甲状腺炎
ウイルス性咽頭炎	扁桃周囲膿瘍	急性大動脈解離	Crowned dens syndrome
伝染性単核症	咽後膿瘍	頸動脈解離	石灰沈着性頸長筋腱炎
インフルエンザ	Lemierre 症候群	クモ膜下出血	縦隔気腫
COVID-19	Ludwig angina（口腔底蜂窩織炎）	脊髄硬膜外血腫	帯状疱疹
その他の細菌性咽頭炎（淋菌、クラミジアなど）			食道異物
			破傷風
			アナフィラキシーなど

（文献 1 より）

嚥下時痛があるかないか、それが問題だ！

頻度が高い咽頭炎など感染症の場合には、たいてい嚥下時痛を認めます。嚥下時痛があるからといって感染症が原因とは限りませんが、たいした嚥下時痛を認めないにも関わらず喉が痛いと訴える場合には、心血管系を考える必要があります。

発症様式を確認

感染症がある日突然発症することはありません。それに対して心血管疾患は突然発症ですよね。なんとなく喉が痛くてだんだん増悪してきたのであれば、それほど焦ることはありませんが、突然痛くなった、数十分以内にピークに達するような痛みであった、このような場合には、痛みの程度がたとえそれほど強くなくても危険なサインです。「今の痛みよりも発症様式を意識せよ！」でしたね。→ p.57～60

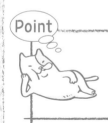

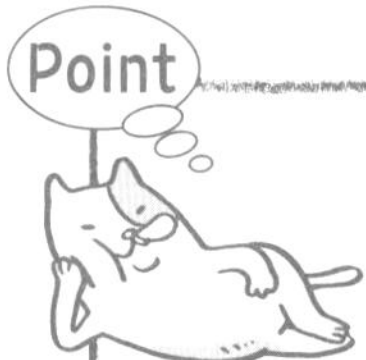

喉痛は

忘れず鑑別

心血管

引用・参考文献

1） 坂本壮．“咽頭痛”．ER ナースの思考加速トリアージ：JTAS™ を学び，超えてゆけ！ Emer-Log 2022 年春季増刊．大阪，メディカ出版，2022，55-9.

2） 坂本壮．“突然発症には要注意！”．ねころんで読める救急患者のみかた：ナース・救急救命士・研修医のための診療とケア．大阪，メディカ出版，2020，57-60.

2. 喉が腫れてないのにマズい病気なの?!

(32 歳、男性)

先生、また咽頭痛の患者さんです。

若いから心血管系じゃなさそうだね。
冷や汗ないよね？
発症様式も突然じゃないよね？
SpO_2 とか呼吸数とかバイタルサインも問題ないよね？

(すごい聞いてくるな) あ、それは大丈夫そうです。
昨日から喉がなんとなく痛くて、今日は水は飲めるけども固形物はちょっと……って感じです。
喉もパッと診た感じ腫れてはなさそうです。

そっか。喉腫れてないなら大丈夫か。

大丈夫じゃなぁい！ そもそも確認したいところは見えない！

あ、まだまだ詰めが甘かった……。

Killer sore throat を見逃さないために

急性喉頭蓋炎など killer sore throat の 5 疾患（表[1] p.153 参照）を見逃さないようにするためには、どのような点を意識すればよいでしょうか。バイタルサインはもちろんとして、以下の 3 点をパッと確認するとよいでしょう。

①姿勢に注目

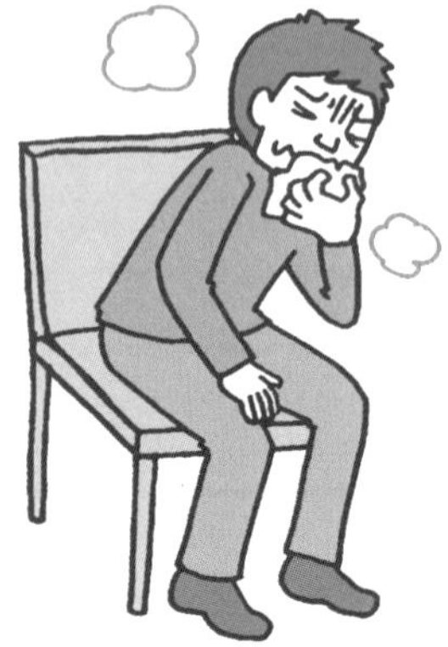

呼吸困難を訴える患者さんと同様に、咽頭痛でも気道緊急か否かを瞬時に見極める必要があります。「呼吸困難の患者さん、吸気、姿勢に注目！」を覚えているでしょうか。➡p.124〜126 吸気性の喘鳴であるストライダー（stridor）を認める場合や、前傾姿勢（tripod posture）で唾を飲み込むのもつらく、ペッペペッペとティッシュやハンカチに唾を吐いている場合には要注意でした。

②痛みの程度に注目

咽頭所見よりも痛みを重視するようにしましょう。扁桃腺炎などで異常所見が認められる口蓋扁桃など中咽頭の所見は、口腔内を観察することで確認できます。しかし、その奥の口蓋垂など下咽頭の所見は観察できません。つまり、喉頭蓋が腫れる急性喉頭蓋炎を口の中をパッと診て判断することはできないのです。口腔内に目立った所見はないが強い嚥下時痛を認める、このような場合は急性喉頭蓋炎を疑わなければなりません。

③時間経過に注目

頻度の高い感染性咽頭炎の多くはウイルス性であり、数日で自然治癒します。咽頭炎らしい症状が数日以上続き、症状が増悪傾向にある場合には細菌性咽頭炎、そしてLemierre症候群や膿瘍を考える必要があります。

細菌感染症の場合には限局性の所見を認めるため、左右差を意識して扁桃、頸部の所見を確認しましょう。

Point

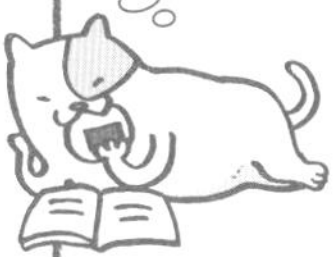

見た目より　痛みの程度　重視せよ

引用・参考文献

1）坂本壮．“咽頭痛”．ERナースの思考加速トリアージ：JTAS™を学び，超えてゆけ！ Emer-Log 2022年春季増刊．大阪，メディカ出版，2022，55-9.

Column

伝染性単核症を忘れずに！そして原因検索も忘れずに！

思春期～若年青年層に好発する咽頭痛の鑑別疾患として、伝染性単核症も重要です。発熱、咽頭炎、頸部リンパ節腫脹が特徴的で、38℃以上の発熱が1～2週間持続することが多く、救急外来へは喉の痛みに加え、熱がなかなか下がらないことを理由に繰り返し受診することが少なくありません。

溶連菌性咽頭炎など細菌感染症の場合には、前頸部のリンパ節が片側性に腫脹するのが特徴ですが、伝染性単核症は後頸部リンパ節腫脹が特徴的です。

基本的には自然軽快する疾患ですが、EBウイルス以外にサイトメガロウイルスやヒト免疫不全ウイルス（human immunodeficiency virus；HIV）など多彩な病原体が同じような症状を呈するため、細菌性か否かを頸部リンパ節の腫脹部位などを中心に鑑別しつつ、その後は慎重に原因を精査していきましょう。

●著者紹介

坂本 壮（さかもと そう）

地方独立行政法人総合病院国保旭中央病院 救急救命科 医長/
臨床研修センター副センター長

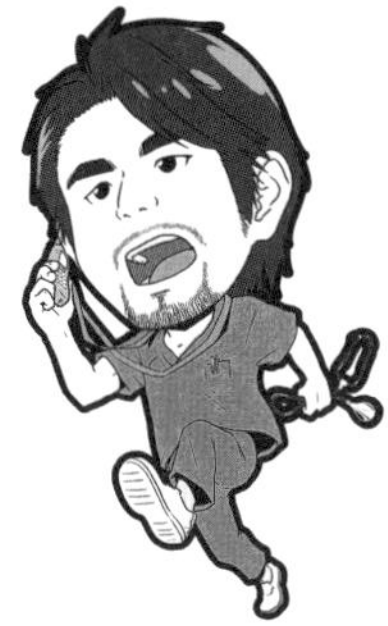

【専門】

救急科専門医，集中治療専門医，総合内科専門医

【著書】

「救急外来　ただいま診断中！」2015，中外医学社

「内科救急のオキテ」2017，医学書院

「救急外来　診療の原則集：あたりまえのことをあたりまえに」2017，シーニュ

「主要症状からマスターする すぐに動ける！ 急変対応のキホン」2019，総合医学社

「ねころんで読める救急患者のみかた」2020，メディカ出版

「ERナースの思考加速トリアージ：JTAS™を学び，超えてゆけ！」

Emer-Log2022年春季増刊，2022，メディカ出版

など

ねころんで読める救急患者の“痛み”のみかた
ーナース・救急救命士・研修医のための診療とケア

2023年8月5日発行　第1版第1刷

著　者　坂本　壮
発行者　長谷川 翔
発行所　株式会社メディカ出版
〒532-8588
大阪市淀川区宮原3－4－30
ニッセイ新大阪ビル16F
https://www.medica.co.jp/
編集担当　鈴木陽子
編集協力　芹田雅子
装　幀　市川 竜
組　版　株式会社明昌堂
本文イラスト　藤井昌子／小玉高弘／K's Design
印刷・製本　株式会社シナノ パブリッシング プレス

ISBN978-4-8404-8197-7　Printed and bound in Japan

当社出版物に関する各種お問い合わせ先（受付時間：平日9：00～17：00）
●編集内容については、編集局 06-6398-5048
●ご注文・不良品（乱丁・落丁）については、お客様センター 0120-276-115